育龄期女性癫痫
经典案例

主 审　周　东

主 编　陈　蕾

副主编　何国琳　李　云

人民卫生出版社

·北 京·

图书在版编目（CIP）数据

育龄期女性癫痫经典案例 / 陈蕾主编. — 北京 ：
人民卫生出版社，2024. 7. — ISBN 978-7-117-36564-2

Ⅰ. R742. 1

中国国家版本馆 CIP 数据核字第 20242LS237 号

人卫智网	www.ipmph.com	医学教育、学术、考试、健康，购书智慧智能综合服务平台
人卫官网	www.pmph.com	人卫官方资讯发布平台

育龄期女性癫痫经典案例
Yulingqi Nüxing Dianxian Jingdian Anli

主　　编：陈　蕾
出版发行：人民卫生出版社（中继线 010-59780011）
地　　址：北京市朝阳区潘家园南里 19 号
邮　　编：100021
E - mail：pmph @ pmph.com
购书热线：010-59787592　010-59787584　010-65264830
印　　刷：天津市银博印刷集团有限公司
经　　销：新华书店
开　　本：889×1194　1/32　印张：6
字　　数：134 千字
版　　次：2024 年 7 月第 1 版
印　　次：2024 年 8 月第 1 次印刷
标准书号：ISBN 978-7-117-36564-2
定　　价：79.00 元

打击盗版举报电话：010-59787491　E-mail：WQ @ pmph.com
质量问题联系电话：010-59787234　E-mail：zhiliang @ pmph.com
数字融合服务电话：4001118166　E-mail：zengzhi @ pmph.com

编委

主编介绍

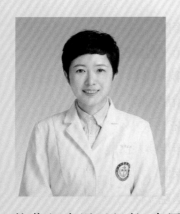

陈蕾

医学博士，神经内科教授，博士研究生导师，现任四川大学华西医院副院长，高原健康联合研究所所长，四川省五一巾帼创新工作室主任，四川省脑机调控工程研究中心主任。同时兼任国际抗癫痫联盟教育委员会委员、国际 EURAP 女性癫痫登记协作组中国区组长、中国抗癫痫协会常务理事，*Epilepsy and Behaviour*、《癫痫杂志》等国内外知名学术期刊编委等职务。长期从事神经系统常见病和疑难病诊治，尤其擅长癫痫及发作性疾病、围产期神经疾病的诊治。在亚洲率先围绕"育龄期癫痫女性临床难题"开展医学和交叉学科研究，取得系列科技成果，建立了贯穿生育全程的癫痫女性诊疗关键技术，并推广应用，显著提升了癫痫女性的生育能力和后代健康水平，也培养了大批癫痫专业人才。先后主持 30 余项基金课题,以第一/通讯作者发表学术论文百余篇,包括国际学术期刊论文 80 余篇,授权国家发明专利 19 项和计算机软件著作权 6 项;部分研究成果被国际、国内癫痫指南引用;已主编和主译学术专著和教材 10 余部,包括主编《女性癫痫》和《围产期神经疾病》专著,副主编《临床诊疗指南——癫痫病分册(2023 修订版)》,参编《神经病学》《神经定位诊断学》等国家级教材;曾获"中国青年科技奖""中华医学科技奖青年科技奖""四川省杰出青年科技创新奖",以及美国神经科学会"ANN International Scholarship Award"国际学术奖、美国医学研究联盟"AFMR Foundation Henry Christion Award"国际学术奖等科技奖励,获"教育部青年长江学者""全国三八红旗手""四川省学术和技术带头人""四川省杰出青年科技人才""天府科技菁英"及四川"最美科技工作者"荣誉。

序一

　　癫痫是被世界卫生组织（WHO）列为重点防控的神经、精神疾病之一，也是备受关注的严重公共卫生问题和社会问题。作为一种古老的慢性脑部疾病，尽管现代医学突飞猛进，但癫痫依然是临床医学领域一个具有挑战的命题，尤其是在育龄期女性患者中。这一特定群体的癫痫治疗不仅仅关乎患者身心健康和生活质量，更涉及下一代的健康与幸福。因此，对于育龄期女性癫痫的研究和治疗，不仅需要高度严谨的医学知识，更需要深厚的人文关怀。

　　本书汇集了 29 个临床经典案例，系统地总结了育龄期女性癫痫患者的诊疗经验，具有一定的代表性。相信这些案例不仅将给癫痫专科同行提供有价值的参考，也将为其他相关科室的医生、医学生提供有益的借鉴。

　　本书的特色和亮点之一在于，对女性癫痫问题的关注点始终围绕"临床诊疗要点"和"人文关怀"两大核心。在"临床诊疗要点"部分，本书详细介绍了育龄期女性癫痫患者在诊断、治疗、管理等方面的最新进展和实践经验。通过对具体病例的分析，可以看到不同治疗方案的效果和潜在风险，帮助医生在面对类似病例时作出更加科学和合理的决策。在"人文关怀"部分，本书强调了对患者心理、情感和社会支持的关注。"有时是治愈，常常是帮助，总是在安慰"。育龄期女性癫痫患者不仅要勇于面对疾病，还需要处理婚姻、家庭、职业等多重压力。通过本书的案例分析，可以更好地了解这一群体患者的心理需求，提供更为全面、更为精准的人文关怀和支持，帮助她们重拾信心、获得力量，享受与正常人一样的人生。

经验往往是由一群有心人创造的。本书的编写汇聚了众多医学专家和临床医生的智慧，他们贡献宝贵的专业知识和临床实践经验，也让我们看到了当代中国医生勇攀高峰、敢闯无人区的执着和勇气。这使得本书不仅具有较高的学术价值，也具有深刻的人文意义。

我们相信，本书的出版将对癫痫专科医生以及其他相关科室的医生和医学生提供有价值的帮助，从而进一步提升育龄期女性癫痫的诊疗水平，更好地服务育龄期女性癫痫患者，让年轻的生命之花绽放本属于她们的精彩。

福建医科大学附属协和医院教授、主任医师
中国医师协会神经内科医师分会会长

2024 年 7 月

序二

　　女性癫痫防治与管理在癫痫及相关神经系统疾病中具有重要意义。据统计,育龄期妇女中,全球约有 1 500 万人患有癫痫。与没有癫痫的孕妇相比,癫痫女性妊娠期死亡率高 5 倍。而妊娠期使用抗癫痫发作药物对胎儿存在潜在风险,包括致畸性以及对神经发育和认知能力产生不利影响。与男性癫痫患者相比,女性激素分泌周期可对癫痫产生影响,并且抗癫痫发作药物对月经、生育、哺乳以及骨代谢等方面的影响往往导致女性癫痫患者的日常诊治及妊娠期管理更加复杂和棘手。

　　陈蕾教授带领团队从事女性癫痫的诊治工作长达十余年,在女性癫痫诊疗规范、创新以及研究转化方面均取得突出成绩。开创性地建立了全国首个以产科医师、精神心理科医师、遗传科医师、麻醉科医师、儿科医师组成的女性癫痫 MDT 团队,这种多学科合作模式针对有生育意向的女性癫痫患者在备孕期、妊娠期、分娩期和哺乳期进行全程有效管理和科学指导至关重要。该团队精选了一些具有代表性的案例,并且大部分案例以"临床诊疗要点""人文关怀"的方式进行了总结,充分体现了对于女性癫痫诊疗事业的医者仁心,对于提升了女性癫痫的诊治与管理水平具有重要意义,与健康中国和母婴健康事业发展的战略理念高度契合。

该书共有 3 篇,包括女性癫痫妊娠篇、女性癫痫非妊娠篇以及女性癫痫共患病篇,专注于备孕、妊娠、避孕、骨代谢、共患病及心理健康等女性癫痫临床实践中存在的重点、难点问题。该书不仅适用于神经内科医师及癫痫专科医生阅读学习,也可作为妇产科、新生儿科、儿科、生殖内分泌科、麻醉科等多学科医生不可多得的参考读本和培训教材,也为女性癫痫患者及其家庭带来新的科普知识与前沿进展。

复旦大学附属儿科医院院长

中国抗癫痫协会教育委员会主任委员

王艺

2024 年 7 月

前言

　　癫痫是第二常见的神经系统疾病。据估计,在育龄期妇女中,全球约有 1 500 万人患有癫痫。与男性癫痫患者相比,女性癫痫患者具有自身的临床特点,女性激素分泌周期对癫痫产生的影响,抗癫痫发作药物对月经、生育、哺乳以及骨代谢等的影响均使得女性癫痫患者的诊治较男性癫痫患者更加复杂。此外,与没有癫痫的妊娠女性相比,癫痫女性妊娠期死亡率高 5 倍,这可能是与癫痫相关的猝死导致的。妊娠期癫痫发作的概率为 14% ~ 62%,这也强调了妊娠期癫痫治疗的重要性。但是妊娠期间使用抗癫痫发作药物对胎儿存在潜在风险,包括致畸性或增加重大先天畸形的概率以及对神经发育和认知能力的不利影响,使女性癫痫患者妊娠期管理较普通人群更加复杂。并且与男性癫痫患者相比,女性癫痫患者面临更多来自家庭和社会的压力,因此对于女性癫痫患者应更加注重其心理健康。

　　全世界越来越多的专家关注女性癫痫的临床及基础研究,近年已取得一些成果。本团队也长期致力于女性癫痫的诊治,既往出版了《女性癫痫》《女性癫痫(第 2 版)》《你也可以做妈妈——写给癫痫女性的怀孕书》等书籍,为女性癫痫患者提供了一些资源便于其对癫痫有更好的了解。女性癫痫患者的诊治涉及方方面面,非癫痫专科医师,特别是基层医院的医师对女性癫痫的诊治经验仍较为缺乏。妇产科医师遇到妊娠的癫痫女性患者时也往往手足无措。有鉴于此，本书作者团队总结了诊疗过程中遇到的 29 个典型女性癫痫个案，特别撰写了《育龄期女性癫痫经典案例》一书，希望通过个案的形式，针对女性癫痫患者的社会、生活、妊娠及心理健康等问题进行全面介绍，让读者对女性癫痫的诊治有更加深切的认识。本书包括女性癫痫妊娠篇、女性癫痫非妊娠篇以及女性癫痫共患病篇，共 3 篇内容。几乎涵盖了女性癫痫医疗和生活中遇到的所有常见问题，适合各级从事临床、教学和科研的医护人员和研究生使用，对癫痫患者而言也是一本很好的指导手册。

最后，我要诚挚地感谢本书所有编者出色的工作，但由于水平有限，如本专著有错漏之处或编写不妥之处，恳请阅读此书的各位同道批评指正。

陈蕾

2024 年 4 月

目录

女性癫痫妊娠篇

目录

女性癫痫非妊娠篇

女性癫痫共患病篇

女性癫痫

妊娠篇

病例 1
多学科护航脑炎后癫痫女性顺利产子

病史摘要

女性,30 岁,孕 15 周,因"反复发作性意识丧失伴肢体抽搐 20 余年,再发 1 周"就诊。

【现病史】

患者 3 岁时出现高热、意识丧失伴四肢抽搐,至当地某医院住院治疗,诊断为"病毒性脑炎"(具体不详),经治疗后好转出院。3 岁半时,无明显诱因出现反复发作性意识丧失伴肢体抽搐 2 次,于某当地医院就诊,完善头颅 CT 提示"双侧额颞叶低密度影",诊断为"癫痫",予"左乙拉西坦 0.25g,每天 2 次"抗癫痫治疗,出院后继续服用"左乙拉西坦 0.25g,每天 2 次",服药 2 年未再出现癫痫发作,自行停药。13 岁时,患者无明显诱因再次出现发作性意识丧失伴肢体抽搐,发作时患者呼之不应、面色青紫、双眼上翻、牙关紧闭、口角歪斜、四肢强直抽搐,持续约 3 ~ 4 分钟。约半小时后意识好转。醒后患者不能回忆发作过程,感头痛、恶心。症状反复发作,平均 1 ~ 2 月发作 1 次,遂于我院就诊,行相关检查后诊断为"癫痫",予口服"卡马西平片 300mg,每天 2 次"治疗。全面强直阵挛发作的频率明显降低,约每年 2 ~ 3 次,但患者开始出现局灶性伴意识受损的发作,表现为发作性意识丧失,伴咂嘴、伸舌、双手摸索等动作,约每月 1 ~ 2 次。24 岁时,患者劳累后在睡眠中再次出现全面强直阵挛发作,表现为意识丧失、肢体强直抽搐,持续约 1 分钟后抽搐停止。发作前患者感恶心,发作后有头痛。遂于我院再次就诊,逐渐将"卡马西平"替换为"拉莫三嗪 75mg,每天 2 次和奥卡西平 300mg,每天 2 次"。患者规律服药,但仍有反复癫痫发作,表现为呼之不应、双眼瞪视、右上肢强直,伴咀嚼动作,每次持续约 1 分钟,频率不等,醒后不能回忆发作过程,感精神差、恶心。发作频率约每月 1 ~ 2 次。近 1 周患者癫痫发作较前频繁,表现为呼之不应、双眼瞪视、右上肢强直,伴咀嚼动作,每次持续约 1 分钟,每天 7 ~ 8 次,无强直阵挛发作。

患者 11 周前停经于医院确诊妊娠,目前妊娠 15 周。

【既往史】

否认"高血压、糖尿病、冠心病"慢性病病史;否认"肝炎、结核"等传染病病史;否认外伤、手术、输血史,对"破伤风抗毒素、头孢噻肟"过敏,预防接种史不详。

【出生史、个人史、家族史】

无特殊,无头部外伤史,无脑血管疾病史,无家族相关遗传病病史。

【月经及生育史】

月经初潮 13 岁,周期 28 天,经期 5 天。妊娠 2 次,育有 1 子。目前妊娠 15 周。

【神经系统查体】

神经系统查体未见明显异常。

【辅助检查】

长程视频脑电图示清醒安静闭目时双侧枕区可见低 - 中波幅

9 ～ 10Hzα 活动,夹杂少量低 - 中波幅 5 ～ 7Hzθ 活动及少量低波幅 14 ～ 30Hzβ 波,调节调幅一般。在 14 小时的脑电监测过程中,患者没有临床发作,在睡眠期监测到左侧前颞区(F7\T3\T5)尖波反复发放(图 1-1)。血药浓度:拉莫三嗪 2.01μg/ml(参考范围 3 ～ 14μg/ml);奥卡西平 9.08μg/ml(参考范围 10.00 ～ 35.00μg/ml)。

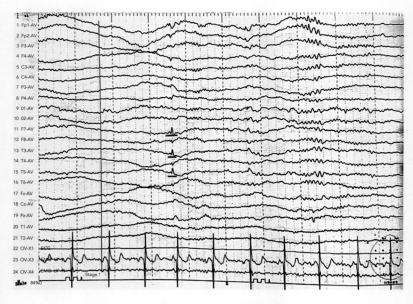

图 1-1　视频脑电图示左侧前颞区尖波

【诊断】

继发性癫痫,局灶进展为双侧强直阵挛发作,局灶性伴知觉障碍发作,$G_2P_1^{+1}$,孕中期(15 周)。

诊治经过及随访

患者妊娠后长期于女性癫痫多学科会诊（MDT）团队（包含癫痫专家、妇产科专家、辅助生殖专家、遗传学专家、麻醉科专家及药剂科专家）随访，将抗癫痫发作药物调整为拉莫三嗪 100mg、每天 2 次、奥卡西平早 450mg、晚 300mg 后患者未再出现癫痫发作。孕 34 周时出现部分性癫痫发作，表现为愣神、发呆，持续约数秒钟后好转，行脑电图检查未见明显异常，咨询女性癫痫 MDT 团队后未调整抗癫痫发作药物。待产期时经女性癫痫 MDT 团队讨论并征求患者意见后选择顺产，故于 39 周 +6 天时行镇痛分娩，在会阴保护下经阴道分娩，新生儿出生体重 2 840g，新生儿阿氏评分（Apgar 评分）10 分，新生儿外观未见明显异常。产时出血 180ml，产后 2 小时出血 100ml。

讨论

癫痫是全球最常见的慢性神经系统疾病之一，据估计，女性癫痫发病率为 6.85‰，其中约 40% 的女性癫痫患者处于育龄期。全球约有 0.3% ~ 0.7% 的孕妇患有癫痫，育龄期妇女中，全球约有 1 500 万人患有癫痫。孕产妇癫痫发作如果得不到控制，将危及胎儿和妇女本身的安全，这给孕妇和胎儿在妊娠期间带来了诸多挑战。此外，女性激素的变化也会影响癫痫发作和抗癫痫发作药物的代谢，这种影响在妊娠期尤为突出。

与没有癫痫的孕妇相比，癫痫女性妊娠期死亡率高 5 倍，这可能是与癫痫相关的猝死导致的。妊娠期癫痫发作的概率为 14% ~ 62%，这也强调了妊娠期癫痫治疗的重要性。但是妊娠期间使用抗癫痫发作药物对胎儿存在潜在风险。包括致畸性或增加重大先天畸形的概率以及对神经发育和认知能力的不利影响。

很大部分妊娠是非计划的,因此对于育龄期癫痫女性需考虑到患者意外妊娠的可能。制定抗癫痫方案时需尽可能选择对后代影响小的抗癫痫发作药物。在本病例中,考虑到患者为育龄期妇女,故患者计划妊娠时开始每日补充叶酸,并选择了奥卡西平和拉莫三嗪联合控制癫痫发作。妊娠 12 周以后,药物的致畸风险降低,但血药浓度可能会随着孕周的增加而发生变化。抗癫痫发作药物血药浓度下降以及睡眠不足、压力增加,使癫痫发作和产科并发症的风险增加。在这个时期,受循环血容量增加、药物代谢酶活性提升、药物清除率升高等因素影响,孕妇抗癫痫发作药物血药浓度较孕前均有不同程度降低,血药浓度降低可能导致癫痫发作增加。左乙拉西坦、托吡酯和奥卡西平的血药浓度可下降 30% ~ 50%,拉莫三嗪血药浓度的下降幅度甚至可高达 70%,本例患者通过增加妊娠期药物剂量,让患者癫痫症状得到很好的控制,保障了母婴安全。最终在我院产科顺产出 1 位健康的宝宝。

妊娠期癫痫治疗的首要目标是在尽可能控制癫痫发作的情况下,尽可能减少抗癫痫发作药物暴露相关的潜在不良反应。需要在稳定控制母体癫痫发作与减轻某些抗癫痫发作药物对发育中胎儿的潜在风险之间取得微妙的平衡。因此,妊娠期管理尤为重要。对于癫痫女性来说,妊娠前管理与妊娠期干预同样重要。向癫痫专科医师寻求孕前咨询可有助于妇女以最合适的方式对待妊娠,最终优化妊娠结果。

对于癫痫女性患者,癫痫发作不仅对母体生育能力产生影响,且会影响后代的生命安全和质量。为了在妊娠期间更好地控制癫痫发作,降低胎儿畸形和发育异常的风险,我们鼓励患有癫痫的妇女有计划地妊娠。尤其重要的是在妊娠前控制癫痫,为妊娠做好准备,进行产前咨询,并定期于癫痫专科及妇产科随访。女性癫痫涉及妊娠时机、抗癫痫发作药物的致畸风险、选药方案和母乳喂养等一系列问题,故建立以癫痫专科医师为主导,产科医师、精神心理科医师、遗传科医师共同参与的多学科合作模式以对有生育意向的女性癫痫患者在备孕期、妊娠期、分娩期和哺乳期进行全程有效管理和科学指导,是非常有必要的。

值得注意的是,48% ~ 60% 的女性癫痫患者在妊娠期间没有癫痫发作,超过 90% 的女性癫痫患者能生下健康的婴儿。因此,控制良好的癫痫患者是可以正常妊娠生产的。

临床诊疗要点

1. 对于育龄期癫痫女性,需考虑到妊娠期癫痫发作可能给胎儿和母亲带来的风险,应积极控制癫痫发作。

2. 部分癫痫女性可能意外妊娠,因此对于癫痫女性来说,开始治疗时就应选择适当的抗癫痫发作药物,避免使用丙戊酸钠。

3. 对于有生育要求的育龄期癫痫女性应进行全程管理,为安全生育保驾护航。最终绝大部分患者可安全度过妊娠生育的过程,生产健康宝宝。

(李云　朱含笑)

参考文献

1　STEPHEN L J, HARDEN C, TOMSON T, et al. Management of epilepsy in women[J]. Lancet Neurol, 2019, 18(5):481-491.

2　CHRISTENSEN J, VESTERGAARD C, HAMMER BECH B. Maternal death in women with epilepsy: Smaller scope studies[J]. Neurology, 2018, 91(18):e1716-e1720.

3　PENNEL P B, KARANAM A, MEADOR K J, et al. Antiseizure medication concentrations during pregnancy: Results from the maternal outcomes and neurodevelopmental effects of antiepileptic drugs (MONEAD) study[J]. JAMA Neurol, 2022, 79(4):370-379.

4　PENNELL P B, FRENCH J A, MAY R C, et al. Changes in seizure frequency and antiepileptic therapy during pregnancy[J]. N Engl J Med, 2020, 383(26):2547-2556.

5　NUCERA B, BRIGO F, TRINKA E, et al. Treatment and care of women with epilepsy before, during, and after pregnancy: A practical guide[J]. Ther Adv Neurol Disord, 2022, 15:17562864221101687.

病例 2

采用辅助生殖技术成功妊娠
生产的癫痫女性

病史摘要

患者女性,29 岁,因"正常性生活未避孕未孕 2 年"就诊。

【现病史】

患者夫妇婚后性生活正常,未避孕 2 年未孕。女方平素月经基本正常,周期 28 ~ 35 天,经期 7 天,2020 年 3 月于我院行子宫输卵管造影示右输卵管弥散好,左输卵管弥散差。2020 年 7 月在我院腹腔镜下行双输卵管修复整形术 + 子宫内膜异位症病灶电灼术,术后监测卵泡 3 ~ 4 个周期,有排卵未孕。男方精液常规:精子浓度 $139×10^6$/ml,前向运动精子率 42%,正常形态率 7.9%。妊娠 0 次,生产 0 次,患者夫妇要求辅助生殖技术(IVF)助孕。

【既往史】

患者 5 年前无明显诱因出现抽搐伴意识障碍,持续 1 ~ 2 分钟后好转,于外院诊断为"癫痫",服用"左乙拉西坦 500mg,每天 2 次"后仍每年发作 2 ~ 3 次,2 年前将左乙拉西坦调整成"750mg,每天 2 次"后未再发作。

【体格检查】

生命体征平稳,身高 150cm,体重 45kg,心、肺、腹部查体均无明显异常。神志清楚,神经系统查体无明显异常。

【辅助检查】

抗米勒管激素（AMH）3.15ng/ml（参考范围 2 ~ 7ng/ml），基础卵泡刺激素（FSH）9.1mIU/ml（参考范围 1.7 ~ 8.5mIU/ml），窦卵泡计数（AFC）11 个（参考范围 3 ~ 11 个）。

治疗经过及随访

采用卵泡期长方案，予促性腺激素释放激素激动剂（Gn）200U 启动，Gn 连续用 11 天，Gn 总量 2 600U，采用人绒毛膜促性腺激素（hCG）10 000IU 扳机。常规取卵，取卵手术顺利，无特殊处理，获卵 17 枚，成熟 12 枚，获胚 8 枚，移植 2 枚（8Ⅱ，8Ⅱ）。移植后 14 天查血 hCG 808IU/ml。移植后 35 天，超声提示宫内早孕，移植 70 天胎儿颈后透明层厚度（NT）检查正常后于产科建卡，并定期于女性癫痫 MDT 团队随访，并定期行抗癫痫发作药物血药浓度监测。孕 27 周时行胎儿系统性彩色多普勒超声提示宫内单活胎，疑胎儿单脐动脉，胎盘前置状态。胎儿心脏超声筛查胎儿心脏未见明显异常，孕妇外周血胎儿游离 DNA 产前检测提示胎儿 21- 三体综合征、18- 三体综合征、13- 三体综合征低风险，妊娠期优生遗传咨询后未行羊水穿刺。孕 34 周胎膜早破，自然分娩早产一活女婴，新生儿体重 2 200g，身长 45cm，无异常发现。现 1 岁 11 个月，儿保发育正常。

讨论

该患者为共患不孕的癫痫女性，且正在服用抗癫痫发作药物，采用辅助生殖技术时,既要考虑到激素、手术、麻醉药物等对癫痫本身的影响,又要考虑癫痫及抗癫痫发作药物对辅助生殖技术的影响。很多辅助生殖中心不愿或不敢接诊这类患者,导致癫痫患者失去辅助生育的机会。

目前尚缺乏辅助生殖治疗周期中癫痫发作的管理指南,并且关于辅助生殖期间癫痫发作频率和加剧因素的研究有限。在美国最近的一项回顾性研究中,11 名患者在整个辅助受孕过程中无癫痫发作,1 例药物难治性癫痫女性在辅助助孕和妊娠期间出现癫痫发作,但癫痫发作频率没有增加。另一个研究报道了 2 例接受辅助生殖的癫痫患者。一名 46 岁局灶性癫痫女性在卵巢刺激期间雌激素水平升高至 1 019pg/ml,并在 24 小时内伴有 3 次强直阵挛发作。另一名 41 岁局灶性癫痫女性,采用拉莫三嗪治疗 3 年未发作,在戊酸雌二醇用于子宫内膜准备期间发生癫痫发作,血浆拉莫三嗪水平显著降低。这两个病例经治疗后癫痫均获得控制。

一项纳入 264 例癫痫患者包括 730 次辅助生殖技术的队列研究表明,癫痫女性每次胚胎移植的活产率、生化妊娠的风险以及临床妊娠的概率均与普通人群相当(OR=1.06,95% CI:0.88 ~ 1.28 ; OR=1.05,95% CI:0.81 ~ 1.35 ;OR=1.55,95% CI:0.86 ~ 2.78)。亚组分析也表明抗癫痫发作药物对胚胎活产率无明显影响(OR=1.22,95% CI:0.77 ~ 1.92),但该研究样本量较小,结果有待在更大的样本中进行验证。

现有研究表明,癫痫患者辅助生殖(包括受精)的结果与普通人群相当。目前认为控制良好的癫痫女性可以通过辅助生殖技术辅助妊娠。由于雌孕激素的波动会导致癫痫发作频率增加,故在促排卵及子宫内膜准备过程等雌激素波动较大的时期,应进行血药浓度的监测,并定期于癫痫专科随访及时调整抗癫痫发作药物用量。本例患者通过辅助生殖技术成功妊娠后,定期于女性癫痫MDT团队随访,定期进行抗癫痫发作药物血药浓度的监测,安全度过妊娠过程,并生育健康宝宝。

目前关于辅助生殖技术用于癫痫的研究还不充分,因此开展更多临床研究对于指导耐药癫痫患者、联合治疗患者和控制不良癫痫患者的辅助生殖至关重要。在辅助生殖过程中,构建由神经内科、生殖医学、临床药理及产科等组成的多学科团队对女性癫痫患者顺利妊娠生产具有重要意义。

临床诊疗要点

1. 癫痫患者辅助生殖(包括受精)的结果与普通人群相当。

2. 控制良好的癫痫女性可以通过辅助生殖技术辅助妊娠。

3. 由于雌孕激素的波动会导致癫痫发作频率增加,故在促排卵及子宫内膜准备过程等雌激素波动较大的时期,需定期于癫痫专科随访、复查血药浓度,及时调整抗癫痫发作药物用量。

4. 在辅助生殖过程中,构建由神经内科、生殖医学、临床药理及产科等组成的多学科团队对女性癫痫患者顺利妊娠生产具有重要意义。

(朱慧莉)

参考文献

1　ABDULRAZAQ A A, AINSWORTH A J, BRITTON J W, et al. Seizure control in women with epilepsy undergoing assisted reproductive technology[J]. Epilepsia, 2023, 64(10):e207-e213.

2　LARSEN M D, JØLVING L R, FEDDER J, et al. The efficacy of assisted reproductive treatment in women with epilepsy[J]. Reprod biomed online, 2020, 41(6):1015-1022.

病例 3
顺利妊娠生产的颞叶癫痫女性

病史摘要

女性,32 岁,因"发作性意识丧失伴四肢抽搐 3 年余"就诊。

【现病史】

患者 3 年余前白天突发四肢抽搐,伴意识丧失、口吐白沫,双眼上翻,口唇发紫,发作时间不详,醒后不能回忆当时的情况。伴有全身酸痛、全头部胀痛不适,患者未在意,未就诊。1 个月后患者夜间睡觉时再次发作性四肢抽搐伴意识丧失,并摔下床,就诊于当地医院完善头颅 CT 显示"左侧桥小脑角区占位",行"左侧桥小脑角区占位切除术",术后病理结果为"海绵状血管瘤"。术后有记忆力减退、命名性失语等症状,比如特别着急时,看到豆芽就是说不上叫什么名字。3 年前患者于家中准备吃午饭时再次发作,症状同前,持续时间较短,未诊治。2 年前患者白天工作时突然感到周围的一切很不真实,像做梦一样。随后在眼前看到一个拥有鱼头人身体的怪物在说话,逐渐开始听不清周围环境中的声音,随后再次发生四肢抽搐伴意识丧失,持续时间不详,醒后感全身肌肉酸痛,遂至当地医院,考虑"癫痫",予"丙戊酸钠 500mg,每天 2次",2 年前患者中午吃饭时无特殊诱因再次出现意识丧失,晕倒在地,无四肢抽搐,随即拨打"120"急诊入院,完善相关检查后诊断为"症状性癫痫(继发性癫痫)",调整药物为"左乙拉西坦

500mg，每天 2 次"，未再发作。1 年余前患者再次反复出现四肢抽搐伴随意识丧失，持续时间较前稍短，将抗癫痫发作药物调整为"左乙拉西坦 750mg、每天 2 次，奥卡西平 300mg、每天 2 次"后未再发作。

【出生史、个人史、家族史】

均无特殊，无高热惊厥史，无头部外伤史，无感染性脑病病史，无脑血管疾病史，无家族相关遗传病病史。

【月经及生育史】

月经初潮 12 岁，周期 28 ~ 30 天，经期 3 ~ 5 天。妊娠 1 次，生产 0 次，末次月经为 2023 年 5 月 20 日，时孕 6 周。

【神经系统查体】

神志清楚，语言流利，逻辑清楚，记忆力、计算力、定向力正常。余无特殊。

【辅助检查】

头颅 MRI 扫描：①左侧颞枕叶病变术后改变，术区软化灶；②双侧顶枕部皮下软组织水肿，右侧为著；③双侧鼻甲肥大（图 3-1）。视频脑电图正常，未见异常放电。

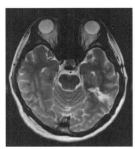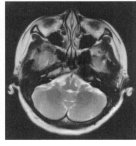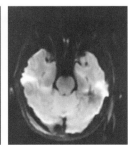

图 3-1　患者头颅 MRI

【诊断】

颞叶癫痫（局灶性起源，局灶进展为双侧强直阵挛发作，知觉保留认知性发作），孕早期。

诊治经过与随访

患者定期于神经内科和妇产科随访，未再出现癫痫发作，胎儿发育情况正常。妇科超声：胎儿超声（2023-7-20）：①宫内早孕，活胎（符合孕 8 周 +）；②子宫肌瘤（FIGO Ⅲ ~ Ⅴ型）；③左侧卵巢内囊性灶。胎儿颈后透明层厚度检查（2023-8-17）：①宫内妊娠，活胎（符合孕 12 周 +）；②孕妇子宫肌瘤（FIGO Ⅴ型）；③孕妇左侧卵巢内囊性灶。孕 8 周血清学检查：性激素结合球蛋白 185.86nmol/L（参考范围 12.9 ~ 134.9nmol/L），叶酸 > 24ng/ml（参考范围 5.21 ~ 20ng/ml），载脂蛋白 A1 1.61g/L（参考范围 1.0 ~ 1.6g/L），脂蛋白 a 300.2mg/L（参考范围 0 ~ 300mg/L）；肝肾功能、电解质、甲状腺功能五项、α- 羟丁酸脱氢酶均在正常参考值范围内。

讨论

颞叶癫痫（TLE）是指发作起源于颞叶的癫痫类型，是最常见的癫痫综合征之一。其症状与病灶累及的部位有关，且根据癫痫放电传导方向与扩散路径不同，多为一系列症状的组合。颞叶癫痫典型临床表现为：精神障碍，如突然的悲伤和愤怒；对时间感知的歪曲；感觉性症状，如闻到一些难闻的气味；自动症，如反复咂嘴、噘嘴、吞咽、反复搓手、拂面、摸索、游走、无目的地开门、关门、自言自语或机械重复原来的动作;意识障碍;运动症状,表现为局灶性或不对称性强直、阵挛和变异性肌张力障碍等;记忆力障碍,如对熟悉的事物感到陌生或者对不熟悉的事物感到熟悉;自主神经症状,如上腹部不适感、胃气上升感、面色苍白、发热、心前区不适、出汗、竖毛等;语言障碍,部分失语或重复某句话。此外,颞叶与听觉、嗅觉、视觉、记忆、情感等方面有着密切的联系,导致颞叶癫痫发作形式多样而复杂。

颞叶癫痫占所有癫痫的 40%。与其他类型的癫痫相比,颞叶癫痫中药物难治性癫痫的比例更高,约占药物难治性癫痫的 60% ~ 80%。癫痫难以控制给女性癫痫患者妊娠、生产带来更大的困扰。本例患者从 29 岁第 1 次癫痫发作开始,到初次诊断癫痫时,患者都是难以接受的。幸运的是,该患者经手术治疗并调整抗癫痫发作药物后癫痫得以控制,经备孕后成功受孕。然而,临床上有很多颞叶癫痫患者经各种抗癫痫发作药物治疗后癫痫仍频繁发作,这类癫痫女性的生育更加困难。

除传统的外科治疗手段外,神经调控术,包括迷走神经刺激、丘脑前核深部电刺激术也能够在一定程度上减少癫痫发作频率和严重程度,其优势在于损伤较小。反应性神经刺激、低频重复经颅磁刺激和高强度聚焦超声等无创治疗手段也有一定潜力。此外,药物难治性癫痫患者还可尝试采用生酮饮食,作为一种非药物治疗方法,生酮饮食主要用于儿童癫痫患者,但最新研究结果表明通过采用高脂肪、低碳水化合物的改良阿特金斯饮食并辅以药物治疗,也可有效减少药物难治性癫痫患者的癫痫发作。某些与免疫异常的药物难治性癫痫也可尝试采用免疫调节治疗以及针对特定免疫靶点的治疗,如抗体治疗。这些治疗措施应用于育龄期药物难治性癫痫女性或许能够进一步控制癫痫发作,增加药物难治性癫痫女性患者妊娠生育的机会。

◤ **临床诊疗要点**

1. 颞叶癫痫是最常见的癫痫综合征之一,占所有癫痫的40%。
2. 颞叶癫痫患者中,药物难治性癫痫患者所占比率较高,育龄期女性罹患颞叶癫痫时妊娠更加困难。
3. 除传统外科治疗手段外,神经调控术、反应性神经刺激、低频重复经颅磁刺激、高强度聚焦超声、生酮饮食、免疫治疗等方法或许能够进一步控制癫痫,增加育龄期颞叶癫痫女性的受孕机会。

（韩登峰　石芳）

参考文献

1　ZARE M, MEHVARI HABIBABADI J, MOEIN H, et al. The relationship between aura and postoperative outcomes of epilepsy surgery in patients with mesial temporal sclerosis[J]. Adv Biomed Res, 2020, 9(1):3.

2　ADRY R A R C, MEGUINS L C, PEREIRA C U, et al. Auras as a prognostic factor in anterior temporal lobe resections for mesial temporal sclerosis[J]. Eur J Neurol, 2018, 25(11):1372-1377.

3　ARIFIN M T, HANAYA R, BAKHTIAR Y, et al. Preoperative sensory aura predicts risk for seizure in temporal lobe epilepsy surgery[J]. Epilepsy Behav, 2020, 111:107255.

病例 4

早期流产的癫痫女性

病史摘要

女性,25岁,主诉"停经8周余,下腹痛伴阴道流血2小时"就诊。

【现病史】

已婚育龄期女性。目前停经8+周,自测尿液妊娠试验(+)。2周前行妇科彩色多普勒超声示"宫内可探及一大小约20mm的孕囊,目前未见胎芽组织及原始心管搏幼"。半天前无明显诱因出现下腹部疼痛,阵发性闷痛,可忍受,2小时前无明显诱因出现阴道流血,鲜红色,量中,随后出血量增多,不伴头晕,遂于我院急诊就诊,急诊以"先兆流产"收住院。入院时患者无畏寒,无恶心呕吐,无头痛,无发热、胸闷心悸,无组织物排出。患者患病以来精神、食欲、睡眠可,大小便正常。

【既往史】

患者5年前首次无明显诱因出现四肢抽搐,抽搐前有心慌、似曾相识感,继而突然倒地,双眼上翻,四肢僵直抖动,口吐白沫,伴意识障碍,持续不足1分钟后抽搐停止,约20分钟后意识好转。于外院就诊,诊断为"癫痫",给予"丙戊酸钠500mg,每天2次",此后1年未再发作。4年前因漏服药再次出现癫痫发作,每次持续2分钟左右好转,后癫痫反复发作,于外院就诊,将方案调整为

"丙戊酸钠 500mg,每天 2 次;奥卡西平 300mg,每天 2 次",未再出现抽搐发作,偶有似曾相识感。

【出生史、家族史】

无特殊,否认家族遗传病病史。

【月经及生育史】

初潮 12 岁,月经规律,周期 28 ~ 30 天,经期 3 ~ 5 天,经量中等,偶有血块,无痛经,末次月经为 2022 年 12 月 9 日。

【查体】

神志清楚,语言流利,神经系统查体未见明显异常。外阴已婚未产式;可见少许阴道流血。

【辅助检查】

长程视频脑电图未见明显异常。头颅 MRI 未见明显异常。

【诊断】

先兆流产,癫痫(局灶进展为双侧强直阵挛发作,局灶性知觉保留认知性发作)。

讨论

癫痫是育龄期女性最常见的神经系统疾病之一。所有孕妇中癫痫的患病率为 0.3% ~ 0.7%。绝大多数癫痫女性能够正常妊娠和生产,但与普通人群相比,癫痫患者及其胎儿面临的风险增加。该风险主要来自癫痫本身以及抗癫痫发作药物的使用。活动性癫痫女性在妊娠期间通常需要抗癫痫发作药物治疗以避免癫痫发作对孕妇和胎儿产生不利影响。但大部分抗癫痫发作药物具有潜在的致畸性,并且可能会增加流产、严重先兆子痫和早期阴道出血的风险，癫痫女性必须平衡严重癫痫发作的风险与胎儿致畸风险。

在所有抗癫痫发作药物中，丙戊酸钠造成畸形婴儿的发病率最高，为 10.73%。拉莫三嗪的发病率最低，为 2.91%。拉莫三嗪、奥卡西平、托吡酯、加巴喷丁和左乙拉西坦不会明显增加重大出生缺陷的风险。并且抗癫痫发作药物对后代的不良反应具有剂量依赖性作用。目前推荐育龄期妇女首选单药治疗，并从低剂量开始。当单药治疗无效时才考虑使用联合疗法。丙戊酸钠会增加发生重大胎儿畸形和认知障碍的风险，应尽可能避免使用。本案例患者既往服用丙戊酸钠和奥卡西平，在妊娠过程中出现流产，推测可能与丙戊酸钠的使用有关。所有育龄期癫痫女性应注意避免服用丙戊酸钠，选择服用对后代影响更小的抗癫痫发作药物，如拉莫三嗪、左乙拉西坦等，降低癫痫女性流产、胎儿畸形的风险。

癫痫女性在妊娠和分娩期间癫痫发作的风险为 20% ～ 30%。如妊娠前一年没有癫痫发作则妊娠期癫痫发作的风险降低 50% ～ 70%。欧洲和国际妊娠期抗癫痫发作药物注册中心（EURAP）基于人群的研究发现在妊娠和围产期，约 17.3% 的癫痫女性发作增加，另外 15.9% 的孕妇发作减少。癫痫女性在妊娠前接受专家咨询可降低发作风险。因此，建议所有癫痫女性在孕前都应进行癫痫专家的咨询，调整抗癫痫发作药物策略，服用较低剂量的较为安全的抗癫痫发作药物备孕，绝大部分癫痫患者可平稳度过妊娠期，诞下健康宝宝。

◤ 临床诊疗要点

1. 绝大部分癫痫女性都能平稳度过妊娠期，诞生健康后代。

2. 癫痫女性患者流产率及其他妊娠期并发症的发生率较普通女性高。

3. 妊娠期癫痫发作风险为 20% ～ 30%。

4. 妊娠前一年无癫痫发作则妊娠期癫痫发作的风险降低 50% ～ 70%。

5. 癫痫女性妊娠期管理应平衡癫痫发作和对后代的潜在毒性作用，应避免服用丙戊酸钠。

（彭安娇　朱慧莉）

参考文献

1　STEPHEN L J, HARDEN C, TOMSON T, et al. Management of epilepsy in women[J]. Lancet Neurol, 2019, 18(5):481-491.

2　HE S, ZHU H, QIU X, et al. Pregnancy outcome in women with epilepsy in Western China: A prospective hospital based study[J]. Epilepsy Behav, 2017, 74:10-14.

3　TOMSON T, BATTINO D, BONIZZONI E, et al. Comparative risk of major congenital malformations with eight different antiepileptic drugs: a prospective cohort study of the EURAP registry[J]. Lancet Neurol, 2018, 17(6):530-538.

病例 5
孕中期心因性非痫性发作

病史摘要

女性,19 岁,主诉"反复发作性倒地、不语 2 年余,再发 5 天"就诊。

【现病史】

患者 2 年余前无明显诱因出现倒地、不语,对旁人问询无应答,面色苍白,肢体软,不伴双眼凝视、大小便失禁、肢体抽搐,持续 30 分钟左右,未予特殊诊治。自 2 年余前以来,上述症状反复发作,发作前头痛思睡,持续时间最短 30 分钟,最长为 5 天左右,发作性质同前,需大小便时可轻声告诉家属,发作后可如常与家属交谈,无肢体活动障碍、头晕头痛、肢体强直抽搐等不适,约每 2 ~ 3 个月 1 次。1 年余前就诊于外院,检查结果不详,诊断"癫痫?",给予"托吡酯 50mg,每天 2 次",无明显改善。3 个月余前停经后确认"怀孕",5 天前患者再次出现无明显诱因倒地、不语,发作症状同前,持续 4 ~ 5 小时,无言语、问之不答,仅能用点头、摇头示意,为进一步诊治来院就诊,收入我科。患者患病以来,饮食、睡眠尚可,大小便正常,体重无明显变化。

【既往史】

3 年余前曾受头部外伤,不伴昏迷,未予特殊诊治。疫苗接种全,否认手术、传染病、输血、过敏史等。

【出生史、个人史】

无特殊。

【家族史】

患者父母健在,有两个姐姐,均身体健康,诉患者外婆曾有疑似癫痫发作史。

【月经及婚育史】

初潮 14 岁,周期 28 ~ 30 天,经期 5 ~ 6 天,末次月经 2022 年 8 月 31 日,经量一般,无痛经现象,经期规则。胎儿生物学父亲身体健康。现妊娠 16 周。

【神经系统查体】

普通内科查体及神经系统查体无特殊。

【辅助检查】

血常规:血红蛋白 74g/L(参考范围 110 ~ 150g/L),血细胞比容 0.26L/L(参考范围 0.37 ~ 0.43L/L),平均红细胞体积 64.3fl(参考范围 80 ~ 100fl),平均红细胞血红蛋白含量 18.6pg(参考范围 27 ~ 32pg),平均红细胞血红蛋白浓度 289g/L(参考范围 320 ~ 360g/L),血小板计数 340×10^9/L[参考范围 $(100 ~ 300) \times 10^9$/L]。内因子抗体测定(乳胶)0.96AU/ml(参考范围 1.2 ~ 1.53AU/ml)。贫血检测:铁蛋白 4.31ng/ml(参考范围 12 ~ 150ng/ml),促红细胞生成素 85.60mIU/ml(参考范围 4.3 ~ 29mIU/ml),可溶性转铁蛋白受体测定(乳胶)3.16mg/L(参考范围 0.9 ~ 2.3mg/L)。肿瘤标志物:甲胎蛋白 27.20ng/ml(参考范围 < 20ng/ml),余指标正常。生化:白蛋白 34.3g/L(参考范围 35 ~ 50g/L),血清钠 132.8mmol/L(参考范围 135 ~ 145mmol/L),余指标正常。尿常规:白细胞 25(1+)Cell/μl(参考范围 0 ~ 5Cell/μl)。免疫功能:免疫球蛋白 M 2 600mg/L(参考范

围 600 ~ 2 500mg/L)。输血全套、凝血功能、糖化血红蛋白及甲状腺功能均基本正常。妇科彩色多普勒超声:宫内单活胎。心电图、心脏及颈部血管彩色多普勒超声未见明显异常。头颅 MRI 未见确切异常。长时程视频脑电图中出现一次典型发作事件,无反应、不语,对旁人问询无应答,面色苍白,肢体软,持续 40 分钟,发作事件期间无癫痫样脑电图变化,背景脑电图正常。

【诊断】

心因性非痫性发作,孕 16 周,宫内孕单活胎,中度贫血:缺铁性贫血。

讨论

妊娠期常见发作性疾病见表 5-1。该患者为青年女性,起病急,病程长。表现为倒地、不语,面色苍白,肢体软,不伴双眼凝视、大小便失禁、肢体抽搐,持续时间不定。既往使用抗癫痫发作药物后无明显改善。既往曾有头部外伤史。头颅 MRI 未见异常。长时程视频脑电图中出现一次典型发作事件,但未见癫痫样放电。故考虑心因性非痫性发作。

表 5-1　妊娠期常见发作性疾病

可导致与妊娠相关发作的疾病	可导致与妊娠无关发作的疾病
子痫	代谢紊乱(如低血糖)
可逆性后部白质脑病综合征	颅内占位性病变
羊水栓塞	感染
脑静脉窦血栓	血管畸形

续表

可导致与妊娠相关发作的疾病	可导致与妊娠无关发作的疾病
局部麻醉药毒性	心因性非痫性发作
空气栓塞	
血栓性血小板减少性紫癜	
可逆性脑血管收缩综合征	

本例中患者处于孕中期,无局部麻醉药使用史,发作症状以倒地不语为主、不伴惊厥发作,查体血压正常,血常规发现中度贫血、血小板升高,凝血指标基本正常,尿常规无蛋白尿,糖化血红蛋白正常,可排除子痫、血栓性血小板减少性紫癜、局部麻醉药毒性、低血糖、羊水栓塞、空气栓塞、感染性疾病。头颅 MRI 未见异常,可排除颅内占位性病变、可逆性后部白质脑病综合征、可逆性脑血管收缩综合征、脑静脉窦血栓等。

心因性非痫性发作在一般人群中的患病率为$(2 \sim 33)/10$ 万,在女性中更为普遍,却常常被误诊为癫痫。它与多种精神疾病有关,如重度抑郁症、焦虑症或双相情感障碍、创伤后应激障碍和边缘型人格障碍,也可能是对儿童期或性虐待反应的心理损害的表现。区别二者的金标准是长时程的视频脑电图监测。癫痫与心因性非痫性发作的临床鉴别点见表 5-2。

表 5-2　**癫痫和心因性非痫性发作的鉴别**

特征	癫痫	心因性非痫性发作
年龄	任何年龄	育龄期高发(15 ~ 35 岁)
性别	任何性别	女性多发
发作场合	任何情况下	有精神诱因及有人在场

特征	癫痫	心因性非痫性发作
发作特点	突然刻板发作,动作多同步协调,通常不对抗被动运动	发病相对缓慢,发作形式多样,不停喊叫和抽动,强烈自我表现,动作夸张、不同步协调,可对抗被动运动
摔伤、舌咬伤、尿失禁	可有	无或少有
持续时间及终止方式	约 1 ~ 3min,自行停止,可出现癫痫持续状态	可长达数小时,需要安慰或暗示后缓解
眼睛	睁眼,眼球可上翻或偏向一侧,可出现瞳孔散大、对光反射消失	闭眼,眼睑紧闭,眼球乱动,瞳孔正常,对光反射存在
口唇	可有发绀	正常
流泪	罕见	多见
言语	罕见	常见(哭泣/情绪激动,尖叫、口吃)
发作后定位力	定位力下降	可快速定位
可暗示性	罕见	常见
刻板性	常见	罕见
伴抑郁、焦虑	多见	常见
脑电图	与临床表现相吻合的发作期及发作间期痫样放电	少有异常

　　本病案中患者的发作起病状态、发作症状、持续时间均支持心因性非痫性发作,但具有头部外伤史和可疑家族史,具有一定迷惑性,既往在外院诊断癫痫并予抗癫痫发作药物托吡酯治疗,对药物反应不佳。本次患者孕中再次发作,进一步完善视频脑电图及头颅 MRI 后可诊断为心因性非痫性发作。而该孕妇使用的托吡酯

可能会导致胎儿先天重大缺陷和生长受限。因此,在孕妇出现癫痫样的发作时,应尽可能明确诊断和病因,如患者为心因性非痫性发作时可采用心理咨询和行为疗法,以避免镇静药物及抗癫痫发作药物对胎儿造成的影响。

临床诊疗要点

1. 妊娠期可疑痫性发作应与子痫、心因性非痫性发作、可逆性后部白质脑病综合征等疾病鉴别诊断。
2. 心因性非痫性发作与癫痫发作鉴别要点在于发作时长、临床症状、既往史、发作后血清物质变化等,金标准为长时程视频脑电图。
3. 妊娠期心因性非痫性发作应谨慎添加抗癫痫发作药物,减少先天重大缺陷和胎儿生长受限等风险。

人文关怀

本案例为心因性非痫性发作女性,既往服用托吡酯。患者既往在妊娠过程中出现心因性非痫性发作,未行长时程视频脑电图进行明确鉴别诊断后即开始抗癫痫发作药物治疗,可造成后代多重风险增高。临床医师应注意二者的鉴别诊断,尤其在育龄期女性中。

(陈蕾　夏逸琳)

参考文献

1 TILAHUN B B S, BAUTISTA J F. Psychogenic nonepileptic seizure: An empathetic, practical approach[J]. Cleve Clin J Med, 2022, 89(5):252-259.

2 VOLBERS B, WALTHER K, KURZBUCH K, et al. Psychogenic nonepileptic seizures: Clinical characteristics and outcome[J]. Brain Behav, 2022, 12(5):e2567.

3 CENGIZ O, JUNGILLIGENS J, MICHAELIS R, et al. Dissociative seizures in the emergency room: Room for improvement[J]. J Neurol Neurosurg Psychiatry, 2024, 95(4):294-299.

病例 6

妊娠高血压的癫痫孕妇

病史摘要

女性,29 岁,孕 34 周,因"反复发作愣神伴抽搐 7 年"就诊。

【现病史】

7 年前患者首次发病,表现为突然愣神,持续数秒后自行缓解。此后症状反复发作,有时伴有咀嚼和吞咽动作,偶伴似曾相识感、双手摸索,偶伴胃气上升感,每次发作持续 10 余秒至 1 分钟。有时上述表现进展为双侧强直阵挛发作。愣神发作约每月 5 ~ 10 次,双侧强直阵挛发作约每 2 ~ 3 个月 1 次。发作后无认知障碍及情感障碍,无精神行为异常。于当地医院就诊,行相关检查(具体不详)后诊断为"癫痫",予"奥卡西平 300mg,每天 2 次",后反复发作,将"奥卡西平"逐渐加量至"450mg,每天 2 次",后发作减少,愣神发作约每月 3 ~ 5 次,双侧强直阵挛发作约 2 ~ 3 次 / 年。3 年前于我院就诊后将抗癫痫方案调整为"奥卡西平 450mg,每天 2 次,左乙拉西坦 750mg,每天 2 次"后发作逐渐减少,目前愣神发作约每月 2 ~ 3 次。患者孕 12 周于我院产科建卡,定期产检。孕前血压正常,收缩压 114 ~ 120mmHg,舒张压 76 ~ 80mmHg。孕 25 周时出现头晕,血压升高,收缩压 130 ~ 150mmHg,舒张压 85 ~ 90mmHg,检测尿蛋白阴性。予"苯磺酸左旋氨氯地平片 5mg,每天 1 次",2 周后血压正常,收缩压维持在 110 ~ 120mmHg,

舒张压在 70 ~ 80mmHg。目前妊娠 34 周,1 周前再次头昏,双下肢水肿。

【既往史、出生史、个人史、家族史】

无特殊。无头部外伤史,无感染性脑病病史,无脑血管病病史,无家族相关遗传病病史。

【月经及生育史】

月经初潮 13 岁,周期 28 ~ 30 天,经期 3 ~ 5 天。首次妊娠。

【体格检查】

身高 156cm,体重 74kg,头面部查体无异常,心、肺、腹查体无异常,脊柱四肢无异常。双下肢水肿。神经系统查体:神志清楚,言语流利,查体合作,各种定向力及计算力正常。脑神经检查无异常,四肢活动自如,余神经系统查体正常。

【辅助检查】

长程视频脑电图:视频脑电图(VEEG)示清醒期和睡眠期背景活动均正常,清醒期和睡眠期均可见右侧颞区癫痫样放电(图 6-1)。头颅 MRI 薄层扫描:右侧海马缩小,T_2-Flair 上信号增高(图 6-2)。

A

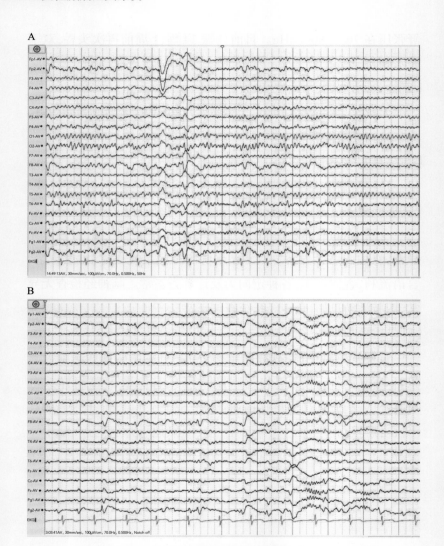

B

图 6-1　视频脑电图示右侧颞区癫痫样放电

A. 清醒期；B. 睡眠期。

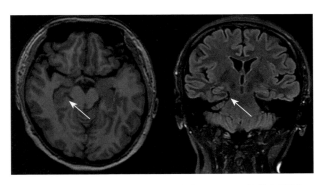

图 6-2　头颅 MRI 示右侧海马缩小，T_2-Flair 上信号增高

【诊断】

癫痫（局灶性起源知觉障碍癫痫发作，局灶性起源进展为双侧强直阵挛发作，右侧颞叶内侧癫痫，右侧海马硬化），$G_1P_0^{+1}$，34 周头位单活胎，妊娠高血压。

治疗经过及随访

尿蛋白检测阴性，将苯磺酸左旋氨氯地平片加到"5mg，每天2 次"，血压降到正常范围。孕 38 周 +0 天时血压再次增高，收缩压 130 ～ 150mmHg，舒张压 85 ～ 90mmHg，入院待产，严密监测血压，孕 39 周 +1 天时予腰椎麻醉镇痛下剖宫产一女婴，体重3 020g，Apgar 评分 10 分，新生儿外观未见明显异常。

讨论

该患者为妊娠期癫痫女性，发作类型为局灶性起源知觉障碍癫痫发作,局灶性起源进展为双侧强直阵挛发作。结合病史、VEEG 和头颅 MRI 薄层扫描结果,诊断为右侧颞叶内侧癫痫。病前无高血压史,妊娠 20 周后出现妊娠高血压,予抗癫痫及抗高血压治疗后患者病情稳定。

目前认为癫痫与高血压的关系是双向的,癫痫发作本身可导致血压升高。癫痫发作中交感反应导致血压升高,而副交感系统激活,交感系统抑制导致血压降低。大多数癫痫发作伴交感神经张力增高,副交感神经张力降低,90% 的病例癫痫发作引起心率增快。大脑右侧半球主要调节交感神经张力,左侧半球主要调节副交感神经张力。本病例为右侧颞叶癫痫,故易出现高血压。此外,高血压引起的脑损伤能降低癫痫发作的阈值,引起癫痫发作。高血压本身也可直接发挥作用。高血压和癫痫共存,因此患者既要服抗癫痫发作药,又要服用降压药,应注意药物间的相互作用。酶诱导的抗癫痫发作药卡马西平、苯巴比妥和苯妥英钠可增加肝脏代谢,降低抗高血压药物的血药水平,应避免服用。新型非酶诱导的抗癫痫发作药更适用于伴高血压的癫痫患者。

妊娠高血压的治疗目的是预防子痫前期和子痫的发生,降低母婴围产期并发症的发生率和死亡率。降压治疗需注意个体化,目前常用的降压药有钙通道阻滞剂(CCB)、血管紧张素转化酶抑制剂(ACEI)、血管紧张素 Ⅱ 型受体阻滞剂(ARB)、噻嗪类利尿剂和 β 受体阻滞剂。血管紧张素 Ⅱ 型受体阻滞剂在降血压的同时又有一定抗癫痫发作的作用,因此是癫痫共患高血压患者的首选降压药。但妊娠期禁止使用血管紧张素转化酶抑制剂和血管紧张素 Ⅱ 受体阻滞剂。妊娠期也不推荐用利尿剂降压,以防血液浓缩、有效循环血量减少和高凝倾向,因此对于妊娠高血压患者首选钙通道阻滞剂。但需注意的是,某些 β 受体阻滞剂和钙通道阻滞剂常参与药代动力学相互作用,可增加卡马西平或苯妥英钠的血药水平。

妊娠高血压可威胁母婴健康和安全,是产科常见的并发症,也是孕产妇死亡的重要原因之一,合理控制妊娠期血压是预防子痫前期和子痫的关键。妊娠高血压治疗的目标为:未并发器官功能损伤时,酌情将收缩压控制在 130 ～ 155mmHg,舒张压控制在 80 ～ 105mmHg。并发器官功能损伤时,收缩压控制在 130 ～ 139mmHg,舒张压控制在 80 ～ 89mmHg。血压不可低于 130/80mmHg,以保证子宫及胎盘血流灌注。

妊娠高血压孕妇存在多因素、多机制、多通路的致病机制,癫痫患者与普通孕妇比较又增加了更多的复杂性,因此需对多方面临床发病风险因素有充分的认识。尤其在孕 20 周后,需注意监测血压。孕后期因身体内水分增加,血容量增加,可能导致血压再次升高。在控制血压的同时还需定期检测尿蛋白,关注全身水肿情况。

若收缩压 ≥ 160mmHg 和 / 或舒张压 ≥ 110mmHg,符合重度妊娠高血压的诊断标准时,需监测血压。当持续时间 > 15 分钟即为持续性重度高血压,也称为高血压急症,需积极抗高血压药物治疗,监测多器官功能。妊娠高血压可发展为子痫前期,无论是轻度还是重度高血压如果出现了其他系统受累,则应当诊断为子痫前期,并按子痫前期处理,重度妊娠高血压也要按子痫前期处理。

临床诊疗要点

1. 癫痫与高血压的关系是双向的,癫痫发作本身可导致血压升高,因此癫痫合并高血压的情况较为常见。
2. 妊娠高血压合并癫痫导致患者既要服抗癫痫发作药,又要服用降压药,应注意药物间的相互作用。
3. 妊娠高血压治疗目的是预防子痫前期和子痫的发生,降低母婴围产期并发症的发生率和死亡率。
4. 重视妊娠高血压需早发现、早治疗。

人文关怀

本案例为一例共患妊娠高血压的女性癫痫患者,妊娠期高血压容易被忽视,一旦发生,会给母婴带来生命危险。医师应向患者作好宣教工作,并教会患者测量血压,重视定期复诊,做到早发现、早干预。同时癫痫专科医师应适时与产科医师沟通患者情况,避免不良事件的发生。

(李晓裔)

参考文献

1 中国抗癫痫协会.临床诊疗指南——癫痫病分册(2023 修订版)[M].北京:人民卫生出版社,2023.

2　林建华，吕鑫.妊娠期高血压疾病的处理难点和困惑——妊娠期高血压疾病诊治指南（2020）解读 [J]. 四川大学学报（医学版），2022, 53(6):1007-1011.

3　JOHNSON E L,KRAUSS G L,LEE A K, et al. Association between midlife risk factors and late-onset epilepsy: Results from the atherosclerosis risk in communities study[J]. JAMA Neurol, 2018, 75(11):1375-1382.

4　SZCZURKOWSKA P J,POLONIS K,BECARI C, et al. Epilepsy and hypertension: The possible link for sudden unexpected death in epilepsy?[J]. Cardiol J, 2021, 28(2):330-335.

病例 7

表现为愣神并顺利妊娠生产的癫痫女性

病史摘要

女性,26 岁,因"规律下腹痛 5 小时"入院。

【现病史】

患者孕 38 周。此次妊娠,末次月经为 2022 年 6 月 1 日,预产期(EDC)为 2023 年 3 月 8 日,患者妊娠期甲状腺功能、地中海贫血基因检测未见明显异常。妊娠期胎儿颈后透明层厚度(NT)0.13cm。孕 15 周测甲胎蛋白 47ng/ml。羊水穿刺未见明显异常。我院胎儿系统彩色多普勒超声:胎儿心脏未见明显异常。孕中期口服葡萄糖耐量试验(OGTT):5.01mmol/L—5.90mmol/L—6.55mmol/L。妊娠期无阴道流血、流液,无胸闷、气紧不适,无夜间阵发性呼吸困难,无全身皮肤瘙痒史,无明显双下肢水肿。自妊娠以来,孕妇精神、食欲好,睡眠好,大小便正常,妊娠期体重增加约 10kg。

【既往史】

"癫痫"病史 10 年余,长期不规律服用"丙戊酸钠 500mg,每天 2 次",主要有两种发作形式。第一种表现为发作性愣神、持物掉落,持续数秒,发作频率为每月 10 余次;第二种表现为发作性意识丧失,肢体抽搐,有时伴大小便失禁,持续数分钟,每月数次。两种发作形式发病前,患者均感头晕不适,不伴幻听、耳鸣、视物变形等。入院前 3 年,家属发现患者记忆力开始减退。有时胡言乱语、脾气暴躁,时有打人的想法。开始规律口服"丙戊酸钠 500mg、每天 2 次,阿立哌唑 10mg、每天 1 次",效果欠佳。入院前 2 年,患者自然受孕一次,妊娠期未口服叶酸。分别于孕 2 月余、孕 4 月余癫痫发作,有肢体强直、牙关紧闭、口吐白沫、意识模糊等症状,均持续 1 分钟余自行好转。孕 5 月余彩色多普勒超声提示腭裂畸形,在我科引产一次。患者引产出院后于我院神经内科就诊,将"丙戊酸钠"逐渐替换为"左乙拉西坦 500mg,每天 2 次",规律服药,癫痫发作频率逐渐减少。

【出生史】

正常,无头部外伤史,无感染性脑病病史,无脑血管疾病史,无家族相关遗传病病史。

【月经及生育史】

月经初潮 12 岁,周期 28 ~ 30 天,经期 3 ~ 5 天。妊娠 2 次,引产 1 次,此次妊娠 38 周。

【个人史】

无吸烟饮酒,无不良生活习惯。

【家族史】

无特殊。

【患者配偶情况】

表型正常,无家族性遗传病病史。

【体格检查】

神志清楚,言语清晰,记忆力减退,计算力、定向力尚可。双侧眼球活动自如,无眼震,双侧瞳孔等大等圆,直径约 0.3cm,对光反射灵敏。颈软,双侧鼻唇沟对称,伸舌居中,四肢肌力 5 级,肌张力正常,双侧腱反射对称(++),全身深浅感觉对称存在,颈软,病理反射(-)。

外阴已婚已产式;宫高 30cm,腹围 90cm,胎心 136 次 /min;胎方位:头位;宫缩:规律宫缩;阴道流液:否;阴道检查:头先露,位置 S-2,宫颈管位置居中,质地软,消退 100%,宫口开 1cm,宫颈 Bishop 评分 9分,骨盆出口测量:坐骨结节间径 8.5cm,内骨盆无明显异常。

【辅助检查】

发作间期脑电图示右侧颞区出现多量中波幅尖波(T4 > F8 > T6)。头颅 MRI 示双侧大脑半球、小脑及脑干形态正常,脑实质内未见异常信号影,脑沟、脑池清晰,脑室系统大小形态属正常范围,中线结构无移位。

【诊断】

癫痫(起源不明,知觉障碍行为中止发作,全面强直阵挛),$G_2P_0^{+1}$,38 周宫内孕头位单活胎。

诊治经过

入院后 01:00 开始规律宫缩,于 12:05 宫口开大 3cm,行分娩镇痛,16:30 宫口开全,17:08 在会阴保护下经阴道分娩,新生儿出生体重 2 730g,Apgar 评分 10 分,新生儿外观未见明显异常。脐带扭转,脐带绕颈一周,后羊水 500ml,清,胎盘、胎膜娩出完整,Ⅰ度会阴裂伤,产时出血 200ml。产后 2 小时出血 100ml。

讨论

妊娠期筛查非常重要。对于癫痫患者,若胎儿存在严重畸形,妊娠期对胎儿畸形的筛查可提供终止妊娠的机会。即使患者不考虑终止妊娠,筛查也可帮助了解是否存在重要缺陷,以便计划最佳的分娩方式和将患者转至有儿科专科服务的中心进行分娩。

妊娠期筛查目前有 2 种主要筛查方式:血清甲胎蛋白(alpha-fetoprotein,AFP) 浓度和超声检查。血清甲胎蛋白升高与神经管缺陷和其他胎儿异常(如腹壁缺陷、先天性肾病) 有关。应在妊娠第14 ~ 16 周测定血清甲胎蛋白浓度,特别是对于使用丙戊酸盐治疗的女性。应在妊娠第 18 ~ 20 周进行超声检查,以评估是否出现神经管缺陷、唇腭裂、心脏异常,以及进行总体胎儿解剖结构检查。

血清甲胎蛋白浓度是中位值 2.0 ~ 3.5 倍且超声检查正常的女性,出现胎儿异常的概率为 0.01% ~ 0.15%,该风险低于羊膜腔穿刺术所致妊娠丢失百分率的一半。在这种情况下,一些女性可能决定不进行羊膜腔穿刺术。如有以下情况则建议进行羊膜腔穿刺术:①血清甲胎蛋白水平升高且超声检查不排除神经管缺陷;②超声检查异常和血清甲胎蛋白升高而想要进行胎儿核型分析。该患者既往有分娩过畸形胎儿的病史,孕 15 周测甲胎蛋白值接近正常值高限,故此次妊娠后进行羊水穿刺。

约 1% ~ 2% 的癫痫女性患者在临产期间会出现强直阵挛性癫痫发作,另有 1% ~ 2% 在分娩后 24 小时出现。因此,在晚期妊娠和分娩期间,维持相应的血浆抗癫痫药浓度至关重要。在临产期间,切勿漏服抗癫痫药。

对于临产和分娩期间的惊厥性发作,应立即静脉给予苯二氮䓬类药物治疗,首选劳拉西泮或地西泮。如果癫痫发作持续时间超过5 分钟,遵循治疗癫痫持续状态的指南,则首选静脉注射苯二氮䓬类药物如地西泮。如果出现难治性癫痫持续状态,推荐全身麻醉用咪达唑仑、丙泊酚或硫喷妥钠。由于阿片类药物可能造成呼吸抑制,应避免使用。值得注意的是,苯巴比妥、扑米酮和苯二氮䓬类药物会在新生儿血浆中持续存在数日,可引起镇静,还可能引起新生儿戒断综合征。全面强直阵挛性癫痫发作可导致缺氧,因此,癫痫发作时以及在给予苯二氮䓬类药物后 1 小时内应进行连续胎心率监测。

硫酸镁不可用于痫性发作。但是当癫痫发作首次出现于晚期妊娠或产后早期时,可能难以区分子痫与新发或晚期复发癫痫。在这种情况下,需要治疗子痫并评估是否有癫痫发作的其他病因。

临床诊疗要点

1. 妊娠期主要筛查方式为血清甲胎蛋白(AFP)浓度和超声检查。
2. 如有以下情况则建议进行羊膜腔穿刺术。①血清甲胎蛋白水平升高且超声检查不排除神经管缺陷;②超声检查异常和血清甲胎蛋白升高而想要进行胎儿核型分析。

(何国琳　陈莉)

参考文献

1　American College of Obstetricians and Gynecologists, Society for Maternal-Fetal Medicine. Practice bulletin No. 162: Prenatal diagnostic testing for genetic disorders[J]. Obstet Gynecol, 2016, 127(5):e108-e122.

2　CHEN Y, WU Z, SUTLIVE J, et al. Noninvasive prenatal diagnosis targeting fetal nucleated red blood cells[J]. J Nanobiotechnology, 2022, 20(1):546.

病例 8

癫痫手术 9 年后顺利生产

病史摘要

女,32 岁,因"停经 39 周"入院。

【现病史】

入院前 9 月,患者停经。末次月经为 2022 年 6 月 19 日,停经 1 个月余彩色多普勒超声提示宫内早孕,双孕囊。预产期为 2023 年 3 月 26 日。妊娠期甲状腺功能、地中海贫血基因检测未见明显异常。妊娠期胎儿颈后透明层厚度(NT)0.18cm,唐氏综合征筛查低风险,我院胎儿系统彩色多普勒超声及胎儿心脏彩色多普勒超声均未见明显异常。孕中期口服葡萄糖耐量试验(OGTT):5.84mmol/L—5.90mmol/L—6.55mmol/L,建议经控制饮食、适量运动控制血糖,患者及家属自诉未规范监测血糖,未控制饮食。患者妊娠期无阴道流血、流液,无胸闷气紧不适,无夜间阵发性呼吸困难,无全身皮肤瘙痒史,无明显双下肢水肿。自妊娠以来,孕妇精神、食欲好,睡眠好,大小便正常,妊娠期体重增加约 10kg。

【既往史】

"癫痫"病史 12 年,首次发作表现为无明显诱因开始出现愣神、发呆现象,呼之不应,右手有脱衣、解衣扣、摩挲衣裳动作,左侧肢体有活动不便现象,伴咀嚼、口腔流液、小便失禁。无跌倒发作,无肢体抽搐、无牙关紧闭,无四肢强直等表现,约 1 分钟后意识可恢复。醒后不能回忆发作过程。患者诉发作前有恶心、反酸不适感。无幻嗅、幻听和恐惧感。发作后有头晕,无呕吐症状。发作频率每月2~3次。以上发作大多数情况下无明显诱因,偶尔因为情绪激动诱发。于外院就诊,口服"丙戊酸钠、拉莫三嗪、奥卡西平",上述症状仍反复发作。11年前,患者出现无意识行走、游动现象,在行走游动过程中可躲避障碍物。发作频率为每2~3天1次。未予特殊处理。9年前,患者于四川大学华西医院行头颅MRI示:右侧海马体积稍小,FLATR信号稍高,提示右侧海马硬化。视频脑电图示:右侧前颞区尖波(F8 > T4 > T6)。于西南医科大学附属医院完善PET/CT示:右侧颞叶皮质糖代谢较对侧降低。完善相关检查后行"右侧前颞叶及内侧结构切除术"。术中以大脑皮质电极定位异常脑电波,发现其位于右额下回前部及右侧前颞叶。沿外侧裂切开蛛网膜,根据电极定位的异常脑电波切除自颞极向后约5.5cm的前颞叶,暴露侧脑室颞角,并以此为标志寻找海马回、海马旁回、杏仁核和钩回等结构,并切除大部分游离的上述结构及蛛网膜。手术过程顺利,术后口服"卡马西平200mg,每天3次"。术后四川大学华西医院会诊病理报告示"右侧颞叶及海马"部分皮质较厚,部分较薄,脑沟结构不清晰,偶见卫星现象,灶性胶质增生,符合癫痫病变。患者失神发作频率明显减少,约数月1次,诉记忆力减退。入院前3年复查脑电图示双侧额、中央、顶区及额、中央中线区较频繁出现5~6Hz中至高波幅慢波活动阵发,额、中央中线区显著。将抗癫痫发作药物调整为"拉莫三嗪50mg,每天2次;左乙拉西坦500mg,每天2次",未再出现癫痫发作。入院前孕25周时患者再次癫痫发作,表现为上腹部不适感、恶心、呕吐,看到家属出现陌生感先兆,继而上肢抽搐(侧别不详)等表现,发作可持续1~2分钟后缓解,患者不能回忆发作过程,发作频率每天 1 ~ 2 次。于神经内科就诊后调整药物为"拉莫三嗪 50mg,每天 2 次;左乙拉西坦 1 000mg,每天 2 次",孕 34 周再次出现癫痫发作,表现为面色苍白、呕吐、尿失禁,看到家属出现陌生感并出现害怕、恐惧等情感症状,继而出现右手不自主地解衣扣等表现,发作频率为每周 2 ~ 3 次,将抗癫痫方案调整为"拉莫三嗪 100mg,每天 2 次;左乙拉西坦 1 000mg,每天 2 次",患者癫痫症状得到控制,未再发作。

【出生史、个人史、家族史】

患者 6 月龄时出现高热,当时诊断考虑脑炎,输液治疗 1 周后病情好转(用药不详)。否认出血、输血及血液制品使用史。预防接种史不详。个人史、家族史均无特殊。

【月经及生育史】

月经初潮 13 岁,周期 28 ~ 30 天,经期 3 ~ 5 天。首次妊娠,生产 0 次。

【神经系统查体】

神志清楚,语言流利,反应稍迟钝,性格内向,余神经系统查体未见明显异常。

【辅助检查】

头颅 MRI 示(9 年前):右侧海马体积稍小,颞角增宽,FLATR 信号稍高,提示右侧海马硬化(图 8-1)。视频脑电图(9 年前):右侧前颞区尖波(F8 > T4 > T6)。病理报告(9 年前):"右侧颞叶及海马"部分皮质较厚,部分较薄,脑沟结构不清晰,偶见卫星现象,灶性胶质增生,符合癫痫病变(图 8-2)。头颅 MRI(8 年前):右侧额 - 颞 - 顶区开颅术后改变,右侧颞叶及海马区术后不规则片状脑软化灶,余颅内未见病变征象(图 8-3)。头颅 MRI(7 年前)示右侧额 - 颞 - 顶区开颅术后改变(颅板区可见磁敏感伪影),右侧颞叶及海马区术后不规则片状脑软化灶,余颅内未见病变征象,中线结构无移位,均较前相似。脑电图(3 年前)示双侧额、中央、顶区及额、中央中线区较频繁出现 5 ~ 6Hz 中至高波幅慢波活动阵发,额、中央中线区显著。

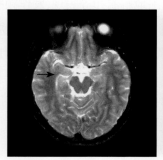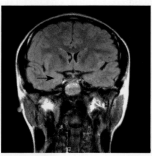

图 8-1　患者 9 年前头颅 MRI

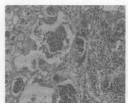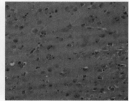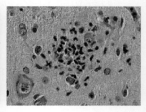

图 8-2　患者 9 年前术后病理

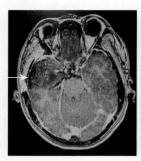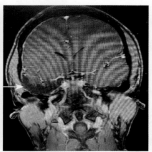

图 8-3　患者 8 年前头颅 MRI

【诊断】

1. 症状性癫痫，局灶性发作，知觉障碍，自动症发作。
2. 海马硬化。
3. 妊娠糖尿病 A_1 级。
4. 妊娠合并中度贫血。
5. 妊娠合并高脂血症。
6. $G_1P_0^{+1}$，39 周宫内孕头位单活胎。

诊治经过和随访

患者孕周 39 周，有开颅手术病史，与患者及家属沟通谈话后，选择剖宫产术终止妊娠。手术顺利，术后恢复可。

讨论

癫痫患者中仅有 1/2 能找到病因，包括海马硬化、颅内感染、脑血管疾病、肿瘤、围产期损伤、先天性因素、酒精中毒、颅脑外伤、遗传因素等。伴海马硬化的颞叶癫痫（temporal lobe epilepsy with hippocampal sclerosis，TLE-HS）是常见并被人们熟悉的癫痫综合征。海马硬化（hippocampal sclerosis，HS）的病理学改变为海马皮质锥体细胞缺失伴不同程度的胶质细胞增生，是颞叶内侧癫痫（medial temporal lobe epilepsy，mTLE）的特征病理改变。伴海马硬化的颞叶内侧癫痫患者起病年龄比不伴海马硬化的颞叶癫痫患者更小，更易出现发作前先兆及意识障碍，且伴有热性惊厥史。核心症状为自动运动发作：意识障碍，肢体远端或口咽部自动症，如摸索、搓手指、咂嘴、吞咽、吸吮等,持续 1 分钟及以上。

伴海马硬化的颞叶内侧癫痫是临床上较为常见的难治性癫痫。仅有约 11% 的患者口服抗癫痫发作药物治疗有效,绝大部分患者需手术治疗来控制癫痫发作。目前认为接受正规抗癫痫发作药物治疗 2 年以上,每月平均发作次数仍超过 3 次,且头颅 MRI、PET/MRI 或 PET/CT 符合海马硬化诊断标准则可进一步进行手术治疗。

14% ~ 23% 的难治性颞叶癫痫患者存在双侧海马硬化,既往认为这类患者有严重的记忆功能损害,术后效果可能有限,并且记忆功能特别是语言记忆可能会进一步受损,因此不适合手术。然而通过颅内脑电图记录发现其中一部分患者癫痫样放电起源于单侧海马,这些患者手术后癫痫无发作的比例高达 77%。并且单侧起源的患者术后效果较双侧起源者好(67% vs. 45%)。部分颞叶癫痫伴有双侧海马硬化患者经过严格的术前评估后可达到癫痫无发作,部分患者虽不能达到无发作,但其癫痫发作频率及严重程度、生活质量等均有所改善。对于颞叶癫痫伴双侧海马硬化患者需要谨慎对待,除了切除性手术以外,双侧海马电刺激和丘脑前核刺激对部分患者可能也有一定效果。

颞叶癫痫患者往往为药物难治性癫痫,可使用药物非常有限。本例患者病程长,期间多次更换抗癫痫发作药物并规律用药后症状仍反复发作,发作频率明显增加,符合药物难治性癫痫的诊断,有行开颅病灶切除手术指征。结合患者发作症状和相关检查资料,进行了"右侧前颞叶和内侧结构切除术"。术后癫痫获得良好控制,最终顺利妊娠。该病例再次说明如育龄期女性癫痫患者有手术指针可尽早进行手术治疗,以获得更好的癫痫控制和受孕机会。

部分有手术指征的癫痫患者不愿进行手术治疗,主要是担心手术创伤大,或可能会造成功能缺失、颅内感染等并发症。随着神经影像、神经电生理技术的发展,癫痫的外科治疗手段逐步成熟且多样化。除病灶切除术、胼胝体切开术等传统的外科治疗手段外,近年来射频热凝毁损、激光间质热疗可降低脑组织的损伤。这些手术方式的改进将进一步改善女性癫痫患者癫痫控制情况,更多的癫痫女性患者将从中获益,并获得更好的受孕机会。

临床诊疗要点

1. 伴海马硬化的颞叶内侧癫痫是较为常见的难治性癫痫。仅约 11% 的患者对口服抗癫痫发作药物有效,绝大部分患者需手术治疗。

2. 正规抗癫痫治疗 2 年以上,每月平均发作次数仍超过 3 次,且影像学符合海马硬化则可进行手术治疗。

3. 部分难治性颞叶癫痫通过颅内脑电图记录发现起源于单侧海马,手术后癫痫无发作的比例高达 77%。

4. 伴海马硬化的颞叶内侧癫痫术后患者能够更好地控制癫痫发作,生产健康后代的可能性增高。

(何国琳　陈莉)

参考文献

1 王伟秀 , 陈霞 , 李荣品 , 等 . 癫痫患儿海马急性损伤的 MRI 表现 [J]. 中国医学影像学杂志 , 2015, 23(8): 573-577.

2 黄金影 , 王华 . 颞叶内侧癫痫伴海马硬化的研究进展 [J]. 国际儿科学杂志 , 2019, 46(10):737-740.

3 周永吉 , 朱露佳 , 王爽 . 颞叶癫痫伴随海马硬化的研究进展 [J]. 中华神经科杂志 , 2016, 49(3):255-257.

4 中华医学会神经病学分会脑电图与癫痫学组 . 中国围妊娠期女性癫痫患者管理指南 [J]. 中华神经科杂志 , 2021, 54(6):539-544.

病例 9

服用高剂量叶酸致癫痫发作增加

病史摘要

女性,23岁,因"反复意识丧失1年余,再发加重2个月余"就诊。

【现病史】

患者1年余前无明显诱因反复出现意识丧失,随后倒地、四肢强直抽搐,伴牙关紧闭、双眼上翻、大小便失禁,上述症状持续3～5分钟后自然转醒,醒后不能回忆发作过程,且无特殊不适。发作前患者感心慌,有似曾相识感。发作数次后于外院就诊,完善相关检验后诊断"癫痫",予以"左乙拉西坦1 000mg,每天2次"口服,后因仍有反复相同形式发作,频率每月2～3次,于外院门诊将"左乙拉西坦"调整为"1 500mg,每天2次",发作频率减少为约每月1次。5个月前患者仍有复发,故再次于外院门诊调整用药为"左乙拉西坦1 500mg,每天2次;拉莫三嗪75mg,每天2次",未再发作。2个月前患者为计划妊娠于外院就诊,加用"叶酸5mg,每天1次"。其后患者遵嘱规律口服抗癫痫发作药物及叶酸,发作频率较前增加,近2个月有相同形式发作4次。现患者为进一步治疗来我院就诊。自患病以来,患者精神可,饮食可,大小便正常,体重无明显变化。

【既往史、个人史、家族史】

无特殊,否认高血压、糖尿病病史,否认脑膜脑炎史,否认热性惊厥史,否认头部外伤史。否认家族遗传病病史。

【月经及生育史】

初潮 13 岁,平素月经规律,周期 28 ～ 30 天,经期 5 天,末次月经为 2021 年 12 月 15 日,经量中等,无血块、痛经。已婚未育,G_0P_0。

【神经专科查体】

神志清楚,对答切题,高级神经功能查体未见明显异常。双侧瞳孔等大等圆,直径约 3mm,直接、间接对光反射灵敏,双眼各向活动到位,余脑神经检查未见明显异常。四肢肌力 5 级,肌张力正常。双侧深浅反射对称引出,浅感觉对称存在无减退。双侧指鼻、轮替、跟 - 膝 - 胫试验稳准,Romberg 征阴性。双侧病理反射阴性,脑膜刺激征阴性。

【辅助检查】

1 年余前的 24 小时视频脑电图(VEEG)未见明显异常。本次就诊时的 24 小时 VEEG 示发作间期见左侧额区少量散发 3 ～ 5Hz 棘慢复合波。头颅 MRI 平扫未见明显异常。2 个月余前的稳态药物浓度:左乙拉西坦 20.32mg/L(参考范围 12 ～ 46mg/L)、拉莫三嗪 7.56mg/L(参考范围 2 ～ 15mg/L)。本次就诊时的稳态药物浓度:左乙拉西坦 21.97mg/L、拉莫三嗪 2.86mg/L,血清总叶酸浓度为 > 34nmol/L(参考范围 4.5 ～ 34.0nmol/L)。

【诊断】

癫痫(局灶性进展为双侧强直阵挛发作,未知病因)

讨论

叶酸是一类水溶性 B 族维生素,与嘌呤、嘧啶的合成有关,在 DNA 和 RNA 合成、细胞分裂、组织分化中起到关键性的作用。人体摄取叶酸不足或机体利用功能较差时会造成体内叶酸缺乏，从而影响机体一系列的生化代谢过程。孕妇缺乏叶酸可导致胎儿神经管畸形、胎儿发育迟缓、胎盘早剥、早产等不良妊娠结局的发生。

目前对于妊娠期叶酸补充的最佳剂量仍不确定。国际国内指南对于女性癫痫患者妊娠期叶酸补充量的差异非常大，但通常建议高危孕妇，如家族中有神经管畸形史、生育过神经管畸形胎儿、正在使用具有肝药酶诱导作用的抗癫痫发作药物的孕妇叶酸补充量为 5mg/d。该推荐主要基于一些理论基础，即认为某些抗癫痫发作药物可能会影响叶酸的吸收和利用，并且高剂量叶酸是安全的。

但最新的研究表明高剂量叶酸的摄入也会存在一定风险。最新研究表明大剂量叶酸可提高细胞甲基化水平，导致癌细胞的生长。叶酸与某些抗癫痫发作药物（如苯妥英钠、苯巴比妥、卡马西平）同时服用时，可增加抗癫痫发作药物的代谢速度，从而降低血浆中抗癫痫发作药物的浓度，导致癫痫发作增加。高剂量的叶酸还会拮抗苯巴比妥、苯妥英钠和扑米酮的抗癫痫作用。因此，目前对于癫痫女性患者，是否需补充高剂量叶酸仍有争议。叶酸的最佳补充剂量仍有待进一步研究。

本案例中的患者加用推荐剂量的叶酸（5mg/d）后出现抗癫痫发作药物稳态药物浓度下降、癫痫发作频率增加。提示叶酸同样也可能对抗癫痫发作药物水平有影响，导致癫痫控制不佳。另外，该患者规律服用 5mg/d 叶酸后测得体内叶酸水平超出检测上限，提示在不同个体中补充相同剂量的叶酸后，体内叶酸水平也可能存在较大的个体差异。这可能与 MTHFR、MTRR 等基因多态性以及叶酸代谢通路中的关键酶活性有关。因此，从母婴安全性出发，对于孕龄期女性癫痫患者补充高剂量叶酸应更加谨慎。

临床诊疗要点

1. 叶酸补充的最佳剂量尚不明确,高剂量叶酸可能诱发癫痫发作。本案例的患者在补充大剂量叶酸后出现癫痫发作频率增加,提示叶酸剂量的调整明显影响癫痫的控制。
2. 叶酸和抗癫痫发作药物存在着相互作用、相互影响的关系,其中具体的机制仍需要更进一步的探索。

人文关怀

在叶酸补充前应与患者充分沟通,使患者知晓癫痫增加的风险,如患者出现癫痫发作增加则应及时就医,以减少癫痫发作造成的不良影响。

(陈蕾　段亦菲)

参考文献

1 TAYLOR C M, ATKINSON C, PENFOLD C, et al. Folic acid in pregnancy and mortality from cancer and cardiovascular disease: Further follow-up of the Aberdeen folic acid supplementation trial[J]. J Epidemiol Community Health, 2015, 69(8):789-794.

2 VEGRIM H M, DREIER J W, ALVESTAD S, et al. Cancer risk in children of mothers with epilepsy and high-dose folic acid use during pregnancy[J]. JAMA Neurol, 2022. 79(11):1130-1138.

病例 10
妊娠期停药致反复癫痫发作

病史摘要

女性,22 岁,主诉"强直抽搐伴意识障碍 10 年余,再发 2 小时"。

【现病史】

10 年余前患者无明显诱因出现意识丧失、四肢强直抽搐、口吐白沫、牙关紧闭、唇舌咬伤,持续约 1 分钟后抽搐停止。于当地医院就诊,考虑"癫痫",予"丙戊酸钠 500mg,每天 2 次"口服治疗,此后发作频率约为每年 1 ～ 2 次。3 年前患者因自行停药,一个月内发作 2 次,再次就诊后调整治疗方案为"丙戊酸钠 500mg,每天 2 次;奥卡西平 300mg,每天 2 次",此后每年发作 3 ～ 4 次。8 个月余前患者确认妊娠后再次自行停药,发作频率明显增加,孕早期至少每月 1 次,此后 2 ～ 3 个月 1 次,未予重视。2 小时前无明显诱因出现意识丧失、四肢强直抽搐、口吐白沫、牙关紧闭、唇舌咬伤、小便失禁,持续约 4 分钟后抽搐停止,半小时后意识好转,意识恢复后感全身乏力伴肌肉酸痛,遂于我院就诊。近 8 个月来患者精神、食欲佳,大小便正常,体重增加约 12kg。

【既往史、出生史、家族史】

无特殊,否认吸烟史、饮酒史,无不良生活习惯。无家族相关遗传病病史。

【月经及生育史】

初潮年龄:11 岁,月经周期 28 天,经期 5 天,末次月经为 2019 年 10 月 15 日,初次妊娠,现停经 38 周,早孕期间无阴道流血、流液,无毒物、药物、射线接触史。3 个月余前产检超声发现胎儿唇发育异常。自诉妊娠期无腹痛及阴道流血、流液,胎动正常。

【神经系统查体】

神经系统查体未见明显异常。

【辅助检查】

既往颅内 MRI 未见确切异常。

【诊断】

癫痫(全面性起源,强直阵挛发作),$G_1P_0^{+1}$,38 周宫内孕头位单体活胎。

治疗经过及随访

患者于产科入院待产,1 周后行剖宫产产下一男婴,体重 3 200g,1 分钟、5 分钟及 10 分钟 Apgar 评分均为 10 分,见左上唇裂开,诊断"先天性唇裂",余发育正常。3 天后母子平安出院。

讨论

唇裂畸形是最常见的先天畸形之一,在亚洲人群中,每 1 000 名新生儿中就有 2 名患有唇裂,严重影响外观、言语、吞咽功能,可致喂养困难,增加患儿误吸甚至气道阻塞的风险。目前原因尚不清楚,可能为基因和环境的共同作用。嘴唇的形成通常发生在孕 4 ~ 7

周,若此期间由于药物、有毒物质、辐射、病原体等原因导致构成嘴唇的组织未完全连接,就可能出现唇裂畸形。目前认为妊娠期吸烟、糖尿病以及在孕早期使用某些抗癫痫发作药物,例如托吡酯或丙戊酸均会增加唇腭裂畸形的风险。该患者癫痫病史10年余,长期服用丙戊酸很可能是其子出现唇腭裂的危险因素。此外,该患者发现妊娠后自行停药。妊娠期发作频率增加,孕早期出现数次癫痫发作,癫痫发作时引起的强烈子宫收缩、血管损害或意外创伤都可能导致胎盘灌注不足或急性损伤,引发胎儿窘迫并阻碍其正常发育。

　　大多数癫痫女性妊娠并不在计划内,由于无法及时接受专业指导调整用药,同时担忧药物可能产生的不良反应,往往会选择自行停用药物。然而,停药后任何类型的癫痫发作风险都显著增加。癫痫孕妇死亡率较正常女性高5倍,其中全面强直阵挛发作是癫痫意外猝死和癫痫相关损伤的最高风险因素。全面强直阵挛发作可导致母体缺氧、胎儿窒息,并且与产后儿童认知发育落后相关,还有研究指出非强直阵挛的发作同样会改变胎心率,增加胎儿缺氧和酸中毒的风险。此外,妊娠期癫痫发作还可增加低出生体重、早产和小于胎龄儿的风险,这部分儿童更容易患上其他慢性疾病而影响长期生活质量。为了降低和预防妊娠期癫痫发作,应鼓励计划妊娠,进行孕前咨询,讨论备孕计划。其中孕前癫痫发作是妊娠期癫痫发作最重要的预测因素,孕前一年无癫痫发作的患者妊娠期癫痫发作的风险会降低50%～70%。部分抗癫痫发作药物有潜在致畸性,例如宫内暴露于丙戊酸钠的婴儿先天畸形的发生率增加2～7倍,并可能影响神经及认知功能发育;托吡酯的暴露与胎儿生长受限相关,可增加小于胎龄儿和低出生体重儿的风险。因此,应在备孕期间完成药物调整,选择最有效、最安全的抗癫痫发作药物,以最低有效剂量进行单药治疗是首选方案。

在母亲的癫痫发作风险与胎儿接触抗癫痫发作药物的风险之间取得最佳平衡一直是妊娠期癫痫管理的主要目标和挑战。考虑到女性的最佳生育年龄,目前认为无须停药后再备孕,而是在癫痫控制良好的情况下,使用尽可能少的抗癫痫发作药物后备孕。

临床诊疗要点

1. 大部分女性癫痫患者妊娠期普遍担心抗癫痫发作药物对胎儿带来的危害,但停止或改变抗癫痫策略可能会导致癫痫发作频率增加,从而对患者本人及其胎儿造成潜在风险。
2. 癫痫女性均应进行孕前咨询,由癫痫专科医师在孕前对抗癫痫发作药物进行调整,并在妊娠期进行定期随访。

人文关怀

本案例为一例妊娠期停用抗癫痫发作药物导致癫痫发作频率增加。由于癫痫发作可能对母亲和胎儿造成严重影响,妊娠期间应在医师的指导下服用药物,不可自行盲目停止用药。充分准备下的计划妊娠对保障女性癫痫患者的母胎安全至关重要,建议女性癫痫患者至少无发作9个月再计划妊娠。

(陈蕾 傅宇童)

参考文献

1　KANNER A M, BICCHI M M. Antiseizure medications for adults with epilepsy: A review[J]. JAMA, 2022, 327(13):1269-1281.

2　KINNEY M O, MORROW J. Epilepsy in pregnancy[J]. BMJ, 2016, 353:i2880.

3　COHEN J M, ALVESTAD S, CESTA C E, et al. Comparative safety of antiseizure medication monotherapy for major malformations[J]. Ann Neurol, 2023, 93(3):551-562.

4　BJØRK M H, ZOEGA H, LEINONEN M K, et al. Association of prenatal exposure to antiseizure medication with risk of autism and intellectual disability[J]. JAMA Neurol, 2022, 79(7):672-681.

病例 11
癫痫孕妇孕晚期癫痫复发

病史摘要

女性,31 岁,因"发作性四肢抽搐伴意识丧失 2 年余,再发 1 天"就诊。

【现病史】

2 年余前患者无明显诱因出现意识障碍,四肢强直抽搐,双眼向上凝视,口吐白沫、牙关紧闭,发作持续 1 ~ 2 分钟后好转,约半小时后意识好转,不伴大小便障碍,发作前偶有恐惧感,发作后全身酸软,未重视,未诊治。1 个月后再次发作,于外院就诊,行相关检查(具体不详)后诊断为"癫痫",予"丙戊酸钠 500mg,每天 2 次"治疗后未再发作。1 年余前患者因 3 个月未发作自行停药,停药 1 个月后再次发作,于我院就诊,予"拉莫三嗪 50mg,每天 2 次"后未再发作,1 天前(孕 32 周 +1 天)患者再次出现类似发作,表现为四肢强直抽搐,伴意识障碍,持续约 2 分钟,为进一步治疗,遂于我院就诊。

【出生史、个人史、家族史】

无特殊,否认高热惊厥史,否认头部外伤史,否认感染性脑病病史,否认脑血管疾病史。

【月经及生育史】

月经初潮 13 岁,周期 28 ~ 30 天,经期 3 ~ 5 天。首次妊娠,目前妊娠 32 周 +2 天。

【查体】

身高 162cm,体重 66kg,头面部查体无异常,心、肺、腹查体无异常,脊柱四肢无异常。双下肢水肿。神经系统查体:神志清楚,言语流利,查体合作,各种定向力,计算力正常。脑神经检查无异常,四肢活动自如,余神经系统查体正常。

【辅助检查】

既往头颅 MRI 平扫:未见明显异常。正常脑电图,未见异常放电。

【诊断】

癫痫(未知起源,全面强直阵挛,非药物难治性),$G_1P_0^{+1}$,32 周 +2 天宫内孕头位单活胎。

诊治经过与随访

患者血药浓度监测示拉莫三嗪浓度 1.56mg/L(参考范围 2 ~ 15mg/L)。将拉莫三嗪剂量调整为"75mg,每天 2 次"后患者未再发作。孕 39 周 +5 天于产科待产,39 周 +6 天时予腰椎麻醉镇痛下剖宫产一男婴,体重 3 060g,Apgar 评分 10 分,新生儿外观未见明显异常。

讨论

近年来随着对女性癫痫围产期的关注逐渐增加以及治疗方式的改进,女性癫痫患者能够更加安全地度过围产期。欧洲和国际抗癫痫发作药物和妊娠注册处（EURAP）对 2 521 次妊娠进行分析，结果表明 66% 的妊娠中均无癫痫发作，表明绝大部分癫痫患者均能安全度过妊娠期。针对不同抗癫痫发作药物进行分析，发现服用丙戊酸钠的患者妊娠期无发作率约为 75%，苯巴比妥为 73%，卡马西平为 67%，拉莫三嗪为 58%。值得注意的是，虽然服用丙戊酸钠的癫痫女性在妊娠期癫痫无发作率较其他抗癫痫发作药物高，但是妊娠期暴露于丙戊酸钠的儿童精神运动及语言发育迟缓、孤独症、运动障碍、注意力缺陷的发生率高于未暴露于抗癫痫发作药物以及暴露于卡马西平、拉莫三嗪和苯妥英钠的儿童。因此几乎所有的女性癫痫指南均不建议育龄期女性癫痫采用丙戊酸钠治疗。

与孕早期相比，约 15.8% 的患者在孕中期或孕晚期癫痫发作增加。笔者团队对 155 次妊娠进行分析也发现约 70% 的妊娠中癫痫发作无改变，约 30% 的妊娠中癫痫发作增加，主要发生在孕早期和孕晚期。妊娠时体积分布增加、血清中白蛋白减少、恶心呕吐、肝脏氧化和结合酶的诱导等生理改变会影响抗癫痫发作药物的吸收、分布、代谢和排出。随着妊娠的进展，拉莫三嗪、左乙拉西坦、托吡酯、唑尼沙胺、奥卡西平的血药浓度都会降低。其中，拉莫三嗪血药浓度在妊娠期的下降最为明显，可能与尿苷二磷酸葡糖醛酸基转移酶（UGT）遗传多态性以及胎儿性别（女性胎儿）等因素相关。拉莫三嗪致畸性较低，药物保留率较高，故成为女性癫痫孕产期的一线药物之一。然而对于女性癫痫患者来说，应注意到拉莫三嗪血药浓度在孕后期显著降低可能导致癫痫发作的风险增加。因此，大部分女性癫痫指南均建议服用拉莫三嗪的患者在孕后期适当增加剂量，并在生产 3 ~ 4 周后减少剂量。本例患者服用拉莫三嗪 50mg、每天 2 次,在控制良好的情况下妊娠,孕早期及孕中期均未发作。但在孕 32 周时再次出现癫痫发作,血药浓度监测显示拉莫三嗪血药浓度低于参考值,故将拉莫三嗪适当加量,加量后患者未再发作。

妊娠期对血药浓度进行监测能够协助癫痫专科医师在妊娠期调整抗癫痫发作药物的剂量。大部分国际癫痫指南均建议女性癫痫患者在备孕时进行血药浓度的监测,构建血药浓度基础值,女性癫痫患者整个妊娠期和哺乳期均需进行血药浓度的监测,必要时调整抗癫痫发作药物的剂量,以提高癫痫无发作率以及减少强直阵挛发作的发生。

临床诊疗要点

1. 约 2/3 的孕次中癫痫女性可顺利度过妊娠期且无癫痫发作。

2. 拉莫三嗪、左乙拉西坦、托吡酯、唑尼沙胺、奥卡西平的血药浓度在妊娠期都会出现不同程度的降低。

3. 拉莫三嗪血药浓度在孕后期显著降低可能导致癫痫发作风险的增加。

4. 妊娠期血药浓度监测能够协助癫痫专科医师调整药物剂量。

(彭安娇)

参考文献

PENNELL P B, KARANAM A, MEADOR K J, et al. MONEAD study group. antiseizure medication concentrations during pregnancy: Results from the maternal outcomes and neurodevelopmental effects of antiepileptic drugs (MONEAD) study[J]. JAMA Neurol, 2022, 79(4):370-379.

病例 12
麻醉诱发癫痫持续状态

病史摘要

患者女,29岁,因"发作性意识障碍11年,再发1天"就诊。

【现病史】

患者11年前熬夜后突然出现发作性意识减退,双眼凝视,抿嘴,双手不断揉搓,答非所问,持续30~60秒后好转,事后不能回忆,发作前有似曾相识感。此后每月出现1~2次上述发作,于四川大学华西医院就诊,脑电图检查结果:成人清醒异常脑电图,阵发左高于右、慢于右,左侧尖波。诊断为"癫痫",服用"左乙拉西坦500mg,每天2次",平均每年发作2~3次。6年前患者因备孕自行停用抗癫痫发作药,孕4个月时睡眠中突然坐起,呼之不应,双上肢强直,双手握拳,全身僵硬,口吐白沫,伴意识障碍,持续2~3分钟后抽搐停止,约10分钟后恢复意识,于当地医院就诊后,予"左乙拉西坦500mg,每天2次;奥卡西平300mg,每天2次"后未再发作。足月顺产1个健康女婴,产后继续服用抗癫痫药,此后3年未再发作。1个月前患者妊娠期(孕35周+3天)再次出现四肢僵硬、意识障碍,持续1~2分钟后好转,再次于我院门诊咨询,血浆药物浓度监测示"左乙拉西坦"6.8mg/L(有效浓度范围12~46mg/L),"奥卡西平代谢物"8mg/L(有效浓度范围7.5~20mg/L),调整方案为"左乙拉西坦750mg,每天2次;奥卡西平300mg,每天2次",患者规律服药,未再出现癫痫发作。患者患病以来精神、食欲、睡眠可,大小便正常,体重无明显变化。

【既往史、出生史、个人史、家族史】

患者 8 个月时曾头部外伤,无意识障碍,CT 检查无颅内出血、骨折,否认高热惊厥史,否认颅内感染,否认家族遗传病病史。

【月经及生育史】

月经初潮 14 岁,周期 30 天,经期 5 天。妊娠 2 次,足月顺产 1 次,2018 年顺产 1 个健康女婴,出生史正常,无宫内缺氧,出生后母乳喂养,生长发育正常,无特殊。

【神经系统查体】

神经系统查体未见明显异常。

【辅助检查】

普通脑电图:成人清醒异常脑电图,阵发左高于右、慢于右,左侧尖波(图 12-1)。头颅 MRI 未见确切异常(图 12-2)。[18]F- 氟代脱氧葡萄糖(FDG)PET/CT 示左侧颞叶糖代谢较对侧明显减低(图 12-3)。

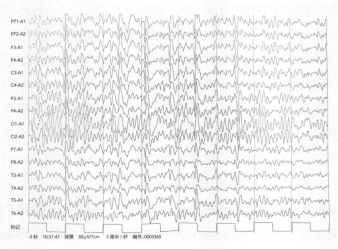

图 12-1　患者脑电图

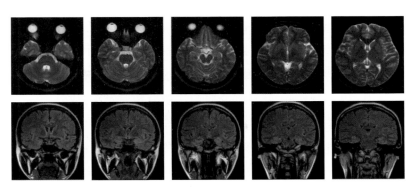

图 12-2　患者头颅 MRI

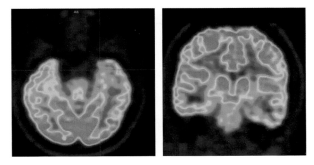

图 12-3　患者头颅 PET/CT

【诊断】

癫痫(局灶起源知觉障碍自动症,局灶进展为双侧强直阵挛发作),左侧海马硬化,$G_2P_1^{+1}$,35 周孕头位单活胎。

诊治经过及随访

患者孕 39 周 +2 天时入院待产。经神经内科和妇产科联合多学科会诊,考虑患者目前癫痫控制良好,建议其顺产。但患者及家属强烈要求剖宫产。故患者孕 39 周 +5 天时行剖宫产术。术前无不适,体格检查、实验室检查和胎心率检查结果均显示正常。在给予 1.5% ~ 2% 的利多卡因椎管内麻醉后,患者出现右上肢抽搐,伴意识丧失,予 10mg 咪达唑仑肌内注射后抽搐停止,数分钟后患者再次出现右侧肢体抽搐,继而进展为全面强直阵挛发作,心电监护示其血氧饱和度逐渐下降,紧急给予气管插管呼吸机辅助通气,给予咪达唑仑、丙泊酚后终止癫痫发作,患者由腰椎麻醉转为全身麻醉后剖宫产 1 男婴,术后转入神经重症监护室。

讨论

该患者既往癫痫诊断明确,结合脑电图及 PET/CT 检查结果考虑致痫区定位于左侧颞叶可能性大。规律服药,癫痫控制良好,3 年无发作,行剖宫产时注射麻醉药后立即出现癫痫发作,提示此次发作可能是由于麻醉药物引起,并出现癫痫持续状态,导致血氧饱和度下降,母体和胎儿缺氧风险增加。

本案例非我们第一次遇见麻醉药物诱发的癫痫发作,我们既往的临床工作中观察并报道了两例麻醉药物诱发的癫痫发作的个案。对文献复习发现麻醉药物诱发癫痫的现象并不罕见。Howe 等人回顾了 400 例拟行颅脑手术,并采用丙泊酚镇静的患者,发现两例既往无癫痫病史的患者术中出现癫痫发作,总体发生率为 0.5%。Niesen 等人对 641 例既往有癫痫发作的患者接受麻醉治疗的情况进行分析,发现 22 例(3.4%)患者围手术期出现癫痫发作。癫痫发作将增加手术的风险和难度,麻醉药致癫痫特征总结见表 12-1。

围手术期麻醉药物诱发的癫痫发作的机制见表 12-2,麻醉药物诱发癫痫与患者的年龄和手术过程无关,可能与麻醉药降低体内抗癫痫发作药物的血药浓度有关,也与术前准备不足相关。拟行剖宫产手术的患者在麻醉前准备时要求禁食禁饮,这可能误导患者漏服抗癫痫发作药物。此外,空腹状态导致抗癫痫发作药物在胃肠的吸收也发生了改变,这系列变化导致抗癫痫发作药物的血药浓度降低,从而引发癫痫发作。麻醉干扰了昼夜节律,睡眠剥夺也可以引发癫痫发作。此外,麻醉可以导致高碳酸血症和低通气,增加对癫痫发作的敏感性和持续时间。患者漏服抗癫痫发作药物、睡眠不足、疼痛、压力、疲劳、脱水、过度通气,也都可能影响癫痫发作。

癫痫本身不是剖宫产的指征,没有产科指征且癫痫发作控制良好的女性癫痫患者一般不需要剖宫产或提前分娩。针对分娩期癫痫孕妇的管理:①保证癫痫孕妇充足的睡眠,适当补液,指导呼吸,并对其进行心理疏导;②为了减少抗癫痫药漏服或因呕吐影响药物的吸收,可以通过静脉用药代替口服抗癫痫药;③无痛分娩时需要谨慎选择镇痛药物;④对于无特殊病情的癫痫孕妇,应避免不必要的手术,最好选择阴道分娩;⑤具有剖宫产手术指征的癫痫孕妇的生产方式,应该由产科医师和癫痫专家多学科会诊(MDT)讨论决定分娩方式,并建议在条件完善的医疗机构实施。

具有剖宫产指针的癫痫孕妇,医师应该谨慎选择麻醉药物(表12-1)。避免使用以下麻醉药物:阿芬太尼、瑞芬太尼、七氟醚($\geq$ 1.5MAC)、地氟醚($\geq$ 1.5MAC)和恩氟烷。可考虑使用的一线麻醉药:丙泊酚 + 咪达唑仑、七氟醚($<$ 1.5MAC)+ 咪达唑仑、七氟醚($<$ 1.5MAC)+50% N_2O、异氟醚 + 咪达唑仑、异氟醚 +50% N_2O。二线麻醉药:咪达唑仑、丙泊酚、异氟醚、七氟醚($<$ 1.5MAC)、地氟醚($<$ 1.5MAC)、右美托咪定。由于围手术期间存在癫痫发作的可能性,

表 12-1 常用麻醉药致癫痫发作特征总结

指标	丙泊酚		七氟烷	芬太尼		右美托咪定	局麻药
	有癫痫史	无癫痫史		有癫痫史	无癫痫史		
癫痫发作类型	GTCS,单纯部分性发作,复杂部分性发作;肌阵挛	GTCS	GTCS,难治性癫痫持续状态	加重致痫区放电	肌阵挛;GTCS		GTCS,单纯部分性发作,复杂部分性发作
低浓度不诱发癫痫	不是,小剂量的异丙酚可以诱发癫痫	是	是	是		是	是
安全浓度			< 1MAC				利多卡因 ≤ 15mg/ml
高浓度诱发癫痫发作	不,大剂量异丙酚可以抑制癫痫发作	是	是	是		是	是
危险浓度			≥ 1.5MAC				
浓度越高,致癫痫作用越强	否		是	是		是	

注:GTCS,全面强直阵挛发作;MAC,最低肺泡有效浓度。

表 12-2 麻醉药物诱发癫痫的机制

机制	七氟醚	安氟醚	局部麻醉药物	依托咪酯	异丙酚
神经递质相关机制		促进大脑皮质突触中谷氨酸的释放	激活 NMDA 受体	防止突触间隙中谷氨酸的重吸收	激活 4- 氨基吡啶促谷氨酸的释放；甘氨酸的拮抗作用
离子通道相关机制	NKCC1 诱导 Cl^- 的流出		抑制 TASK-1 和 TASK-3 K^+ 通道	抑制 Cl^- 的流入	
兴奋和抑制之间缺乏平衡	通过 GABA 途径	降 GABA 能抑制性突触后电位的幅度			
高频振荡机制	是			是	
间隙连接机制				是	
其他	引起高碳酸血症	刺激胆碱乙酰转移酶			激活蛋白激酶 C 途径
降低抗癫痫发作药物血液浓度	是				

注:NMDA,N- 甲基 -D- 天门冬氨酸;GABA,γ 氨基丁酸。

应准备紧急药物以应对突发癫痫发作和癫痫持续状态。

分娩时癫痫发作的最佳治疗方案尚无定论,2021 年《中国围妊娠期女性癫痫患者管理指南》建议首选苯二氮䓬类。如果癫痫发作持续时间超过 5 分钟,遵循治疗癫痫持续状态的指南,静脉注射苯二氮䓬类药物如地西泮。如果出现难治性癫痫持续状态,推荐全身麻醉用咪达唑仑、丙泊酚或硫喷妥钠,应避免使用阿片类药物。

临床诊疗要点

1. 对于控制良好的癫痫孕妇,推荐阴道分娩。
2. 癫痫患者应谨慎选择麻醉药。
3. 癫痫患者围手术期间存在癫痫发作的可能性,应准备紧急药物以应对突发癫痫发作和癫痫持续状态。

(陈蕾 李宛凌)

参考文献

1 ZHAO X, WANG X. Anesthesia-induced epilepsy: Causes and treatment[J]. Expert Rev Neurother, 2014, 14(9):1099-1113.

2 HOWE J, LU X, THOMPSON Z, et al. Intraoperative seizures during craniotomy under general anesthesia[J]. Seizure, 2016, 38:23-25.

3 ORIHARA A, HARA K, HRA S, et al. Effects of sevoflurane anesthesia on intraoperative high-frequency oscillations in patients with temporal lobe epilepsy[J]. Seizure, 2020, 82:44-49.

病例 13
产后癫痫发作后并发惊恐发作

病史摘要

女性,36 岁,教师,本科学历,因"情绪不佳 6 个月,抽搐 3 个月,反复窒息感 2 个月余"就诊。

【现病史】

患者 6 个月前顺产一女儿,分娩过程顺利。产后得知是女孩后情绪不佳。丈夫表示女儿挺好的,但患者耿耿于怀,认为丈夫言不由衷,家庭关系紧张,人变得敏感多疑。身体比较虚弱,精神状态不稳,奶水少,常常每日睡不到 2 小时,产后出现头痛、耳鸣、胸闷、心慌、喘不上气、喉咙异物感、全身乏力等不适。3 个月前夜间凌晨 2 点喂奶后突然倒地,双眼上翻,牙关紧闭,四肢抽搐,持续 5 分钟后自行缓解。于当地急诊行相关检查后考虑"癫痫发作",因考虑患者仍处于哺乳期,且仅有 1 次发作,故未用抗惊厥药物。此后,患者出现明显的焦虑,要求有人陪伴,担心癫痫再次发作对孩子造成伤害,2 个月前出现惊恐发作,表现为突然心跳加速、呼吸困难,感觉马上就要窒息,强烈头晕,无法独自站立,非常害怕。症状反复发作,多次呼叫"120",送急诊后已自行缓解,现患者为进一步诊治,遂入我院。

【既往史】

否认其他重大躯体疾病史。否认过敏史。否认传染病病史。

【个人史】

患者母亲妊娠期无异常,足月顺产。自幼生长发育正常,师范大学毕业,在某幼儿园工作,工作简单基本能胜任,人际关系一般。否认烟酒。无毒品接触史。否认冶游史。发病前性格内向。

【家族史】

否认两系三代以内精神障碍病史。

【体格检查】

神志清晰,体温 36.5℃,呼吸 17 次 /min,血压 115/74mmHg,脉搏 79 次 /min,心律齐。双肺呼吸音清,未闻及啰音。腹平软,无压痛反跳痛,神经系统未见阳性体征。精神检查:接触交谈合作,言语略多,略显纠缠。情绪不稳定,时有情绪低落,显焦虑,病史中有典型的惊恐发作。

【辅助检查】

血常规、生化常规及甲状腺功能等实验室检查未见明显异常。心电图示窦性心律。胸部 CT 示双肺纹理增粗。既往外院脑电图示异常,可见癫痫样放电。本院脑电图未见明显异常。头颅 MRI 未见异常。既往外院脑磁图示患者安静状态下于磁屏蔽室记录自发脑磁波。脑磁源成像(MSI)采用标准程序 306 通道全头型脑磁图系统进行采集,对发作间期癫痫样波进行标记、离线分析。脑磁波与患者 MRI 图像进行融合,在 MRI 上自动生成 MSI 图像。结果显示:背景:基本节律为 α 节律,两侧基本对称。慢波:双颞可见少量中、高幅慢波。棘波源定位:安静状态下采集到 60 分钟自发脑磁图,右侧颞部导联可见大量棘波发放,约 2 ~ 3 个 /min(图 13-1)。通过偶极子(dipole)分析,由磁源性影像显示棘波偶极子主要分布于右颞(图 13-2),MRI 上红色圆形图标所示,考虑致痫灶位于右侧颞叶(图13-3)。未见棘波磁源传播。印象：考虑致痫区位于右侧颞叶。

右颞棘波　　　记录时间：9分18秒

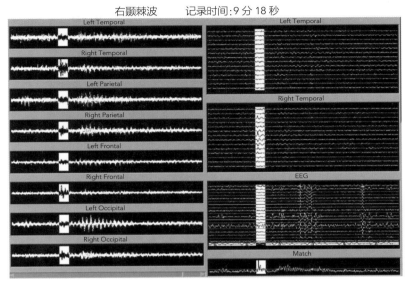

图 13-1　右侧颞部导联可见大量棘波发放(约 2 ~ 3 个 /min)

右颞棘波　　记录时间：9分18秒

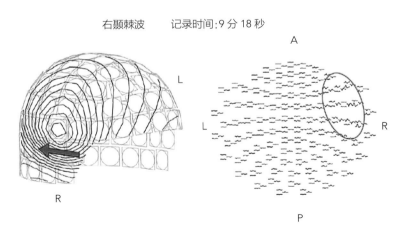

图 13-2　磁源性影像显示棘波偶极子主要分布于右颞

棘波偶极子定位

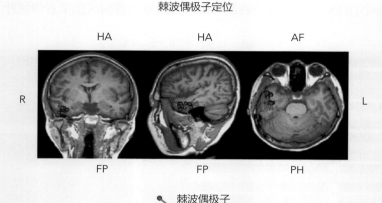

图 13-3 棘波偶极子主要分布于右颞(红色圆形图标所示)

【诊断】

癫痫发作;惊恐发作。

治疗经过及随访

由于患者在哺乳期,未予药物治疗。患者接受为期半年的认知行为治疗后,对自己患有癫痫的原因进行了认知矫正,对癫痫后的心理应对方式进行了重塑,同时接受了分级暴露、放松训练等干预,患者的强迫症状显著减少。期间未见癫痫发作,与丈夫的关系缓和,回到教师工作,预后良好。

讨论

该患者为青年女性,因生育女儿后情绪不佳,后出现癫痫发作后症状加重,并反复出现惊恐发作,主要症状为突然出现强烈焦虑和害怕、窒息感以及多种躯体症状。最终诊断为癫痫共患惊恐发作。

惊恐发作是在相对短的时间内(通常为几分钟内)突然发生的一种强烈的、突如其来的焦虑或害怕情绪。这种情绪可能是无法理解的或不合理的,通常超出了当前情境的实际威胁程度,常伴有心跳加速或心悸、呼吸急促或喘息、胸闷或不适、头昏或眩晕、脱离现实感或失去自我感觉、害怕失控或即将死亡感。女性常常成为家庭期望、对婆家传统的压力的受力点,极易产生对产后生活的不适应,进而导致焦虑和情绪不稳定。相对于普通女性,癫痫女性承受更多的压力,孕产期出现癫痫发作可能进一步加重焦虑,更易导致惊恐发作的发生。

惊恐发作有时候与癫痫发作很难鉴别。颞叶内侧癫痫有时可表现为惊恐发作,如强烈害怕、心悸、出汗等,呈现为阵发性、刻板性,持续数秒至数分钟。癫痫发作也可能继发其他临床表现,如似曾相识感、胃气上升感、嗅幻觉。但是,当癫痫发作不继发强直阵挛发作时有可能会被误诊为惊恐发作,因此延误诊断。癫痫患者有时也可合并出现惊恐发作或焦虑症状。部分癫痫患者在癫痫发作前数小时或数天可出现焦虑症状,家属或患者甚至可通过这种特征性的情绪障碍来预测癫痫发作。此外,惊恐发作或心因性非癫痫发作导致的过度换气也会诱发癫痫发作。因此惊恐发作需要与癫痫发作相鉴别,必要时需结合脑电图检查。

该患者为哺乳期,拒绝药物治疗,故采用认知行为疗法对其进行治疗并取得了较好的效果。认知行为疗法的主要原则为:①消除恐惧心理。向患者解释惊恐发作的生理和心理机制,帮助患者重新认识惊恐发作的原因,明确惊恐发作是功能性心理障碍,而非癫痫发作,无致命的危险性,以消除其恐惧心理。②情绪识别。帮助患者认识和识别其情绪和身体感受,尤其是在惊恐发作发生时的感受和反应。③认知重构。与患者一起探索其负面的、不合理的思维模式和信念,例如过度的担忧、灾难性思维、对惊恐发作的错误解释等。鼓励患者用更加合理和积极的方式来看待这些问题。

通过对癫痫发作视频的暴露练习,患者逐渐面对并习惯于惊恐发作可能触发的情境,但在安全和受控的环境下进行。这有助于减少对惊恐发作的恐惧和回避行为。当感到焦虑时进行深呼吸、渐进性肌松弛、冥想等有助于减轻焦虑症状,并在惊恐发作发生时提供应对策略。给患者鼓励和支持,帮助患者坚持治疗过程中的挑战和努力。鼓励患者记录其情绪、思维和行为的变化,以便监测治疗的进展和调整治疗策略。

临床诊疗要点

1. 癫痫女性在孕产期承受更多来自家庭的压力,更易出现焦虑和惊恐发作。而焦虑和惊恐发作也会增加癫痫发作的可能。
2. 癫痫发作和惊恐发作临床上要进行甄别,不能忽视两者共病的情况,必要生物学检测是确诊的关键。
3. 认知行为疗法通过认知重构和分级暴露来减少焦虑症状和惊恐发作,放松训练等有助于减轻焦虑和改善身心健康。

(张天宏)

参考文献

1 HINGRAY C, MCGONIGAL A, KOTWAS I, et al. The relationship between epilepsy and anxiety disorders[J]. Curr Psychiatry Rep, 2019, 21(6):40.

2 PAPOLA D, OSTUZZI G, TEDESCHI F, et al. CBT treatment delivery formats for panic disorder: A systematic review and network meta-analysis of randomised controlled trials[J]. Psychol Med, 2023, 53(3):614-624.

3 POMPOLI A, FURUKAWA T A, IMAI H, et al. Psychological therapies for panic disorder with or without agoraphobia in adults: A network meta-analysis[J]. Cochrane Database Syst Rev, 2016, 4(4):CD011004.

病例 14
癫痫女性母乳喂养问题探讨

病史摘要

男婴,6 月龄,主诉"间断嗜睡 2 周"就诊。患儿母亲,32 岁,癫痫病史 10 年,母乳喂养。

【现病史】

患儿被发现间断嗜睡 2 周,自出生后一直由其母行母乳喂养。近两周,患儿母亲注意到患儿日间睡眠时间明显增加。此前患儿白天会有两次大约 1 小时的午睡,但最近患儿午睡时间延长到每次超过 2 小时,并且频繁出现打盹现象。晚上的睡眠未受影响,但患儿在醒着的时候显得比平时更为安静和少动。此外患儿对外界刺激的反应有所减少,对母亲的声音和家中常见的声响反应不如以往灵敏。自患病以来,患儿在喂食和排泄方面无异常,体重增长也在正常范围内。

患儿母亲,32 岁,癫痫病史 10 年,目前服用"左乙拉西坦 500mg,每天 2 次"和"卡马西平 200mg,每天 3 次"。

【既往史】

患儿出生时体重 3.2kg,表型正常,按计划接种疫苗。

【体格检查】

患儿体重:8.5kg,身长:68cm。体格检查未见异常,生长发育符合年龄,反射正常,无脱水迹象。

【辅助检查】

患儿血常规、生化均未见明显异常。患儿母亲左乙拉西坦和卡马西平浓度远低于临床相关水平。

【诊断】

婴儿嗜睡(可能由正常生长发育阶段引起)。

诊治经过及随访

患儿睡眠模式和日常情况逐渐恢复正常,患儿母亲继续母乳喂养。定期于儿童保健科体检,目前已8月龄,未发现异常。

讨论

癫痫女性母乳喂养的安全性是一个复杂且重要的话题,因为它涉及母亲的药物治疗与婴儿健康之间的平衡。首先需要明确的是,大多数抗癫痫发作药物确实可以通过母乳传递给婴儿。但目前认为通过母乳传递给婴儿的药物量通常非常小,不足以对婴儿产生显著的药理作用或不良影响。在一项针对抗癫痫发作药物和哺乳的研究中发现,大多数抗癫痫发作药物对哺乳期婴儿的影响很小,且没有明显的不良效应。

母乳喂养本身对婴儿的健康有着诸多已知的益处。母乳中含有丰富的营养素和抗体,有助于婴儿的生长发育和免疫系统的建立。因此,对于患有癫痫的母亲鼓励继续母乳喂养。但是需要注意的是,有些特定的抗癫痫发作药物可能会通过母乳以较高浓度传递给婴儿,此时需要权衡其利弊。在这些情况下,医师应根据药物的种类、母亲的病情以及婴儿的健康状况来做出最佳的医疗决策。

乳汁药物浓度测定可以协助医师判断癫痫母亲服用的抗癫痫发作药物剂量是否会对婴儿造成影响,但该检查还未在临床工作中常规开展,并且乳汁中药物浓度超过多少会对婴儿造成影响目前也仍未清楚。婴儿血药浓度的检测也能够提供一定的信息,可协助判断抗癫痫发作药物是否会对婴儿造成影响。但是会对婴儿造成潜在影响的血药浓度水平目前也仍不清楚。这些问题均有待在临床工作中进一步探索。

婴儿嗜睡还需考虑到其他原因。例如,嗜睡可能是由于婴儿的自然生长发育过程,或者是其他非药物相关的因素所引起。因此,对于患儿这样的婴儿来说,进行全面的健康评估至关重要,以确保诊断准确,治疗适宜。

临床诊疗要点

1. 虽然绝大部分抗癫痫发作药物可以通过母乳传递给婴儿,但大多数情况下,药物的浓度低于对婴儿产生药理作用的水平,母乳喂养是安全的。
2. 必要时对乳汁药物浓度进行检测以协助评估母乳喂养的安全性,并确保婴儿不会暴露于过高水平的药物。

人文关怀

　　癫痫女性的担忧不仅源自对婴儿健康的自然关切,还包括对自己作为癫痫患者母乳喂养安全性的不确定感。医疗团队在提供专业医疗建议的同时,也应通过倾听、安抚和教育来支持她,帮助她减轻焦虑,增强信心,确保母婴双方在这个特殊时期都能得到最好的支持和照顾。

(朱曦)

参考文献

1　BIRNBAUM A K, MEADOR K J, KARANAM A, et al. Antiepileptic drug exposure in infants of breastfeeding mothers with epilepsy[J]. JAMA Neurol, 2020, 77(4):441-450.

2　MEADOR K J. Breastfeeding and antiepileptic drugs[J]. JAMA , 2014, 311(17): 1797-1798.

3　GERARD E E, MEADOR K J, ROBALINO C P, et al. Initiation and duration of breastfeeding in the maternal outcomes and neurodevelopmental effects of antiepileptic drugs study[J]. Neurology, 2023, 101(22):e2266-e2276.

病例 15

曾出现后代新生儿颅内出血的
待产癫痫女性

病史摘要

女性,33 岁,主诉"停经 39 周"入院。

【现病史】

患者平素月经规律,末次月经为 2022 年 8 月 25 日,停经 30 余天时查尿妊娠试验阳性。停经后无明显恶心、呕吐等早孕反应。早孕期间无阴道流血、流液,无毒物、药物、射线接触史。停经 13 周建卡定期产检,各项检查未见明显异常,现停经 39 周入院待产,一般情况可,自诉无腹痛及阴道流血、流液,胎动正常。妊娠期精神食欲佳,大小便正常,体重增加约 13kg。

【既往史】

10 年余前患者无明显诱因出现头晕、头胀不适,继而出现全身抽搐、四肢强直、口吐白沫、牙关紧闭、唇舌咬伤,伴意识丧失,不伴大小便失禁,持续 2 ~ 3 分钟后抽搐停止,3 ~ 4 小时后意识恢复,意识恢复后仍稍感头晕,无构音障碍、肢体麻木、活动障碍。此后上述症状反复出现,睡眠及清醒时均有发作,平均每月 2 ~ 3 次,于当地医院就诊,完善相关检查后考虑"癫痫",予"苯巴比妥 30mg,每天 2 次;卡马西平 400mg,每天 2 次"口服治疗,自觉症状明显好转,平均每年 1 ~ 2 次。10 年前妊娠期间癫痫发作频率增加,将药物剂量增至"苯巴比妥 30mg,每天 3 次;卡马西平 600mg,每天 2 次"后约每年发作 1 次。2 年余前因为备孕需求将抗癫痫治疗方案改为"奥卡西平 300mg,每天 2 次;左乙拉西坦 500mg,每天 2 次",近 2 年约每年 1 ~ 2 次。

【个人史、出生史、家族史】

有高热惊厥史,1.5 岁时出现高热惊厥,体温最高 41℃,自行服用退烧药物(具体不详),自述 3 天后退烧,后未再发作。否认颅内感染、头部外伤、脑血管疾病史。否认食物、药物过敏史,否认肝炎、结核病史,否认手术、外伤及输血史,否认高血压、心脏病、糖尿病病史。否认家族遗传病病史。

【月经及婚育史】

初潮年龄:12 岁,月经周期 30 天,经期 5 天,否认痛经;经量正常;白带正常。适龄结婚,配偶体健。既往剖宫产 1 次,顺产 0 次。

10 年前初次妊娠,妊娠期间多次出现四肢强直抽搐伴意识障碍,症状同前,孕 20 周增加药物剂量至"苯巴比妥 30mg,每天 3 次;卡马西平 600mg,每天 2 次"直至分娩,妊娠期间各项产检指标无异常。孕 40 周剖宫产一女婴,1 分钟 Apgar 评分 9 分,5 分钟及 10 分钟 Apgar 评分 10 分,出生体重 3 300g。分娩过程中患者及新生儿均无特殊,10 小时后新生儿因抽搐转至监护室,行 CT 示枕部少量出血,侧脑室少量出血,诊断为"新生儿颅内出血"。

【神经系统查体】

神经系统查体未见明显异常。

【辅助检查】

右侧海马体积缩小,T_2-Flair 信号增高(图 15-1)。

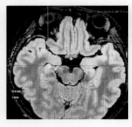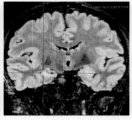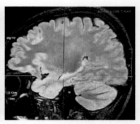

图 15-1　患者头颅 MRI

【诊断】

G₂P₁⁺¹,39 周宫内孕头位单体活胎待产,难治性症状性癫痫(局灶起源知觉障碍感觉性发作,局灶继发双侧强直阵挛发作),右侧海马硬化。

诊治经过及随访

患者入院后 3 天行剖宫产,足月产下一男婴,体重 3 500g,1 分钟、5 分钟及 10 分钟 Apgar 评分均为 10 分。生产后立即予"维生素 K 1.0mg 肌内注射",4 天后出院,母子均无特殊。

讨论

该患者既往癫痫病史多年,长期服用"苯巴比妥、卡马西平",10 年前剖宫产一女婴,出生后未及时予维生素 K 补充,出生后 10 小时出现严重新生儿颅内出血。此次妊娠后调整抗癫痫发作药物治疗方案为"奥卡西平 300mg,每天 2 次;左乙拉西坦 500mg,每天 2 次"控制癫痫发作,出生后立即注射维生素 K,未再出现新生儿颅内出血事件。

新生儿出血性疾病通常是由于产前维生素 K 储存不足导致的维生素 K 缺乏，常伴有胃肠道出血、瘀斑，严重时可诱发颅内出血。维生素 K 缺乏性出血主要分为三种类型：早发型（出生后 24 小时）、经典型（出生后 2 ～ 7 天）和晚发型（出生后 2 ～ 12 周龄至 6 月龄）。其中早发型维生素 K 缺乏性出血通常与母亲妊娠期服用抑制维生素 K 活性的药物相关，例如具有酶诱导作用的抗癫痫发作药物，包括苯巴比妥、扑米酮、苯妥英钠、奥卡西平和卡马西平，此类药物可穿过胎盘，通过诱导母体和胎儿肝脏的微粒体酶促进维生素 K 降解，导致维生素 K 缺乏。有抗癫痫发作药物暴露史的新生儿出血往往发生较早，通常在出生后的第一个小时内，出血程度较重，出血部位包括腹腔、颅内和胸腔。

目前几乎所有的指南均推荐所有新生儿出生后肌内注射 0.5 ～ 1.0mg 维生素 K。中华医学会儿科学分会于 2021 年制定的临床应用指南也推荐所有新生儿出生后接受维生素 K 的预防；《中国围妊娠期女性癫痫患者管理指南》也提出有酶诱导型抗癫痫发作药物宫内暴露的新生儿出血风险增加，建议出生后尽早（即 6 小时内）单次肌内注射 1.0mg 维生素 K。因此，推荐所有有癫痫药物暴露史的婴儿常规出生后肌内注射 1.0mg 维生素 K。

本案例中患者长期服用具有肝药酶诱导活性的抗癫痫发作药物，既往生产时未及时注射维生素 K，故新生儿在出生 10 小时后出现了颅内出血。此次备孕过程中对抗癫痫发作药物进行了调整，避免服用具有肝药酶诱导活性的抗癫痫发作药物，生产时立即予维生素 K 注射，避免出现新生儿出血。提示癫痫女性生产的新生儿及时注射维生素 K 的重要性。

> **临床诊疗要点**
>
> 1. 癫痫女性妊娠期长期服用抗癫痫发作药物,特别是酶诱导药物,如苯妥英钠、苯巴比妥、扑米酮、卡马西平和奥卡西平,可能促进维生素 K 降解,导致维生素 K 缺乏,增加出血风险。
> 2. 新生儿出血性疾病通常是由于产前维生素 K 储存不足导致的维生素 K 缺乏,有抗癫痫发作药物暴露史的新生儿出血往往发生较早且出血程度较重。
> 3. 所有新生儿出生后应立即注射维生素 K,以避免新生儿出血事件的发生。

(陈蕾　傅宇童)

参考文献

1　NG E, LOEWY A D. Position statement: Guidelines for vitamin K prophylaxis in newborns: A joint statement of the Canadian Paediatric Society and the College of Family Physicians of Canada[J]. Can Fam Physician, 2018, 64(10):736-739.

2　SVEBERG L, VIK K, HENRIKSEN T, et al. Women with epilepsy and postpartum bleeding--Is there a role for vitamin K supplementation?[J]. Seizure, 2015, 28:85-87.

3　中华医学会儿科学分会新生儿学组, 甘肃省医师协会新生儿专科医师分

会 , 甘肃省医学会临床流行病学和循证医学分会 . 新生儿维生素 K 临床应用指南 [J]. 中华儿科杂志 , 2022, 60(9):877-882.

4　中华医学会神经病学分会脑电图与癫痫学组 . 中国围妊娠期女性癫痫患者管理指南 [J]. 中华神经科杂志 , 2021, 54(6):539-544.

病例 16
癫痫患者胎儿全内脏反位

病史摘要

女性,32 岁,主诉"停经 24 周,发现胎儿畸形 1 周"就诊。

【现病史】

2023 年 7 月,患者因妊娠来我科就诊,时孕 7 周,期间患者定期产检。2023 年 9 月有过不规律下腹痛。2023 年 10 月来我科复查就诊,诉胎儿畸形,超声提示:胎儿内脏全反位,拟行引产手术。目前用药情况:丙戊酸钠缓释片 500mg,每天 2 次;叶酸片 1.6g,每天 1 次。

【既往史】

4 年前患者白天突然出现四肢抽搐,伴意识丧失,发作时长不详,醒后不能回忆当时的情形,但全身酸痛、全头部胀痛,未予重视。3 年余前患者工作时再次出现癫痫发作,症状同前,于外院就诊,完善相关检查(具体不详)后考虑"癫痫",予"丙戊酸钠缓释片 500mg,每天 2 次"。此后规律服药,未再发作。2 年余前患者因备孕于我院就诊,将丙戊酸钠缓释片逐渐替换"左乙拉西坦 500mg,每天 2 次"。患者规律服药,但仍有癫痫发作,将"左乙拉西坦"逐渐增加为"1 000mg,每天 2 次",患者仍有癫痫发作。拟将抗癫痫发作药物调整为"拉莫三嗪",但患者拒绝,自行将治疗方案更改为"丙戊酸钠缓释片 500mg,每天 2 次"后患者未再发作。既往子宫平滑肌瘤术后;卵巢囊肿;多囊卵巢综合征。

【出生史、个人史、家族史】

均无特殊。

【月经及生育史】

初潮年龄 12 岁；周期 22 ～ 35 天，经期 3 ～ 5 天；生育史：初次妊娠，末次月经为 2023 年 5 月 20 日。

【神经系统查体】

神志清楚，语言流利，逻辑清楚，记忆力、计算力、定向力正常。余神经系统查体无特殊。

【辅助检查】

视频脑电图示正常脑电图表现，未见异常放电。头颅 MRI 见明显异常。胎儿系统性彩色多普勒超声筛查示：胎儿内脏反位（situs inversus totalis，SIT）镜面右位心（图 16-1）。

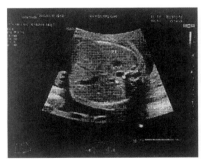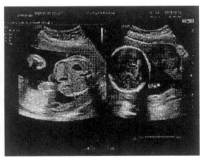

图 16-1　胎儿系统性彩色多普勒超声

【诊断】

癫痫（未知起源，全面强直阵挛，非药物难治性），孕 24 周 +6 天，$G_1P_0^{+1}$，胎儿内脏反位，多囊卵巢综合征，妊娠合并子宫肌瘤，妊娠合并卵巢囊肿。

讨论

全部内脏反位(situs inversus totalis,SIT),又称"镜面人",指胸、腹腔内所有内脏器官的解剖位置与正常人完全相反,像镜子中的影像,是一种极为罕见的先天性疾病。发病率极低,仅仅为几百万分之一。全部内脏反位由 Fabricius 在 1600 年首次描述,而真正提供影像学诊断是在 1897 年。内脏反位包括两种类型:①部分内脏反位,发病率低于全部内脏反位,平均寿命低于正常人;②全部内脏反位,也叫"镜面人"。目前对"镜面人"的原因还缺乏科学定论,研究认为"镜面人"的成因是胎儿在生长发育时期染色体异常或某个基因位点突变,且基因突变的遗传机制是隐性遗传,所以发生率极低,非常罕见,概率为 1/(6 000 ~ 80 000)。Spoon 等认为全内脏反位与一种名叫 node 的结构在胚胎发育时期旋转不良有关。刘思捷等人在一项纳入 24 例内脏反位的患者和 100 名健康儿童对照的研究中认为,*CITED2* 基因 c.418C > T(p.P140S)突变可能影响 *CITED2* 的生物学活性,与内脏反位的发生有关。但因发病极为罕见,样本量有限,所以对于"镜面人"的发病机制缺乏科学定论。

在妊娠期,癫痫发作会增加癫痫患者孕妇及胎儿的死亡率,因此必须规律服用抗癫痫发作药物。但妊娠期服用某些抗癫痫发作药物也可能会在一定程度上增加胎儿先天畸形(MCM)的风险。在所有抗癫痫发作药物中,丙戊酸钠使后代畸形的发生率增加 4% ~ 10.7%,已被美国食品药品监督管理局(FDA)列为黑框警告。丙戊酸钠治疗期间发生畸形的风险在妊娠前 7 周以及剂量超过 800mg/d 时最高,但即使低剂量(≤ 650mg/d)的单药治疗也比大多数治疗方法有更大的风险。在多药联合治疗中丙戊酸钠也被认为是导致子代畸形的主要因素。此外,宫内丙戊酸钠暴露的儿童也更可能出现神经及认知功能障碍,产前接触丙戊酸钠的儿童中更容易出现孤独症谱系障碍、多动症和注意缺陷障碍以及适应性障碍。然而,对于全面性癫痫发作,丙戊酸钠仍被普遍认为是最有效的治疗药物。不受控制的癫痫发作尤其是全面强直阵挛发作,可能导致母体缺氧、胎儿窒息,也被认为与儿童产后认知发育受损相关。因此,平衡妊娠期间癫痫发作对母亲和胎儿的影响与抗癫痫发作药物潜在的致畸风险仍是极大的挑战。

指南建议在服用丙戊酸钠期间发现妊娠的女性应尽快改用尽可能低的剂量,如需更换药物,可优先考虑左乙拉西坦。然而,对于全面强直阵挛发作复发高风险的孕妇,丙戊酸钠剂量仍建议保持稳定,并使用最小有效剂量进行治疗。对服用丙戊酸钠的孕妇应更加密切监测其妊娠情况,考虑任何可能的不良后果,并为这部分患者提供咨询,帮助她们对妊娠结局做出最佳决定。对于使用丙戊酸钠并有妊娠计划的患者,指南建议应提前至少1年备孕,以便有足够的时间安全地停用丙戊酸钠并找到有效的替代方案。从丙戊酸钠转换为任何其他抗癫痫发作药物的最短期限为3个月,停用后仍应保持避孕措施3个月,以确保完全清除体内残留丙戊酸钠并更好适应新的药物。

临床诊疗要点

1. 全部内脏反位指胸、腹腔内所有内脏器官的解剖位置与正常人完全相反,像镜子中的影像,是一种极为罕见的先天性疾病。

2. 女性癫痫患者妊娠期应尽量避免服用丙戊酸钠，并尽可能减少抗癫痫发作药物的使用剂量。

（韩登峰　石芳）

参考文献

1　刘思捷，李婷婷，陈笋，等. CITED2 基因在内脏反位患者中的突变分析[J]. 上海交通大学学报（医学版），2019, 39(5):500-504.

2　TOMSON T, BATTINO D, BONIZZONI E, et al. Declining malformation rates with changed antiepileptic drug prescribing: An observational study[J]. Neurology, 2019, 93(9):e831-e840.

3　TOMSON T, BATTINO D, BONIZZONI E, et al. Dose-dependent teratogenicity of valproate in mono- and polytherapy: An observational study[J]. Neurology, 2015, 85(10):866-872.

4　COHEN J M, ALVESTAD S, CESTA C E, et al. Comparative safety of antiseizure medication monotherapy for major malformations[J]. Ann Neurol, 2023, 93(3):551-562.

5　VAJDA F J E, O'BRIEN T J, GRAHAM J E, et al. Pregnancy after valproate withdrawal-Fetal malformations and seizure control[J]. Epilepsia, 2020, 61(5):944-950.

MECP2 基因变异相关女性癫痫

病史摘要

女性, 35 岁, 吉林人, 因"发现 MECP2 基因突变 1 年"就诊。

【现病史】

患者 15 年前妊娠 2 个月时自然流产。13 年前自然妊娠并生育一对双胞胎, 其中一男婴于婴儿期夭折(具体不详), 另一存活男婴于 12 年前发现智能障碍、癫痫。1 年前行家系全外显子测序分析, 结果提示女方 MECP2 基因突变(位点 c.925C > T), 染色体位置 chrX153296354, 杂合子。夫妇之子发现 MECP2 基因突变(位点 c.925C > T), 染色体位置 chrX153296354, 半合子, 为疾病表型相关的可能性致病变异。经我院多学科会诊, 家系预试验检测结果显示此家系 MECP2 基因 c.925C > T 突变符合家系连锁分析检测条件, 针对此突变位点的植入前遗传学检测(PGT)技术可行, 考虑进行单基因病 PGT。患者夫妇经慎重考虑要求行植入前单基因遗传学检测(PGT-M)助孕, 遂入我科。

【既往史】

患者 11 年前无明显诱因出现抽搐发作, 抽搐前有颅鸣不适感, 后大喊一声, 意识丧失, 突然倒地, 四肢僵直抖动, 双眼上翻, 口吐白沫, 持续不足 1 分钟后抽搐停止。发作后患者四处走动, 伴头晕。患者及家属并未在意, 数天后再次出现类似抽搐发作, 持续时间也为 1 分钟左右，症状同前。遂就诊于我院门诊，诊断为"癫痫，部分继发全面性"，给予"拉莫三嗪 50mg，每天 2 次"，此后半年内发生 2 次颅鸣不适感，每次持续 2 分钟好转，将"拉莫三嗪"加量至"75mg，每天 2 次"，10 年前再次出现 2 次头鸣，每次持续数秒好转，未调整方案。直至 4 年前患者未再次出现发作性事件，将"拉莫三嗪"逐渐减量。3 年前服用"拉莫三嗪 25mg，每天 1 次"，患者再次出现抽搐发作，先为颅鸣不适感，后大喊一声，意识丧失，倒地抽搐，双眼上翻，口吐白沫，持续时间约 3 分钟。遂将"拉莫三嗪"逐渐加量至早 25mg、晚 50mg，至 1 年前均未再发作。3 个月前患者因进行试管婴儿操作，注射孕酮取卵时出现抽搐发作，持续 3 分钟缓解。

【 出生史、个人史、家族史 】

有高热惊厥史，无头部外伤史，无感染性脑病病史，无脑血管疾病史，除其后代外，家族中无其他成员表型异常，无其他家族相关遗传病病史。

【 月经及生育史 】

月经初潮 12 岁，周期 28 ～ 30 天，经期 3 ～ 5 天。妊娠 2 次，流产 1 次，顺产 1 对双胞胎，出生史正常，无宫内缺氧，一男婴婴儿期夭折（具体病因不详），另一婴儿出生后言语不能，手部刻板动作，智能发育障碍，查体示完全性失语，步态异常，肌张力低，余无特殊。1 岁起出现癫痫发作，发作类型考虑强直阵挛发作，目前发作频率每天 2 ～ 3 次，未治疗。

【 患者配偶情况 】

表型正常，无家族性遗传病病史。

【 神经系统查体 】

神志清楚，语言流利，反应稍迟钝，性格内向，余神经系统查体未见明显异常。

【辅助检查】

头颅 MRI 未见明显异常。长程视频脑电图示清醒安静状态下双侧枕区可见 20 ~ 60μV、8 ~ 10Hz α 节律,枕区占优势,无明显节律失调,两侧波幅无明显波幅差。24 小时的脑电监测过程中,患者没有临床及脑电发作,仅在睡眠期监测到右侧额颞区(FP2\F4\F8\T4)少量尖化慢波(图 17-1)。单基因遗传病基因检测(经 sanger 验证)先证者:甲基 -CpG 结合蛋白 -2(methyl-CpG binding protein 2,*MECP2*)基因突变(位点 c.925C > T),染色体位置 chrX153296354,杂合子。患者配偶:未携带 *MECP2* 基因突变。患者头胎儿子:*MECP2* 基因突变(位点 c.925C > T),染色体位置 chrX153296354,半合子(图 17-2)。

A

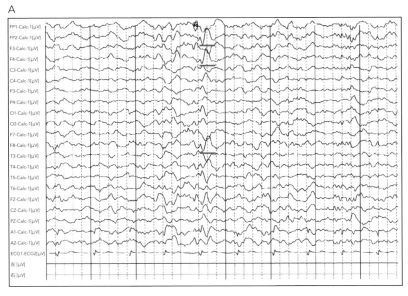

图 17-1　右侧额颞区脑电图

A. 右额颞尖化慢波;

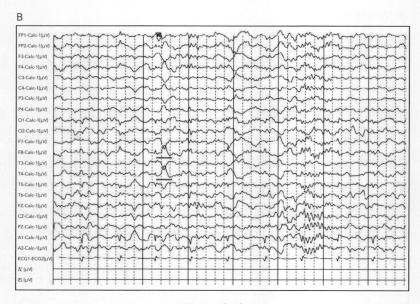

图 17-1（续）

B. 右颞尖化慢波。

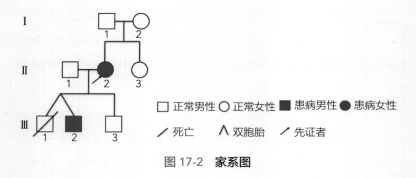

图 17-2　家系图

【患者诊断】

MECP2 相关疾病；癫痫（*MECP2* 基因变异相关）；局灶进展为双侧强直阵挛发作；局灶性知觉保留感觉性发作。

【其子诊断】

Rett 综合征（*MECP2* 基因变异）

诊治经过及随访

患者通过植入前单基因遗传学检测（PGT）技术（即第三代辅助生殖技术）成功受孕。妊娠期在产科及神经内科定期随访，足月产下一男婴，体重 3 220g，出生时外观未见明显异常，1 分钟、5 分钟及 10 分钟 Apgar 评分均为 10 分。3 天后出院，母子均无特殊。

讨论

MECP2 基因是定位于染色体 Xq28 的一个转录调节子，对中枢神经系统发育和正常功能的维持起重要作用。*MECP2* 表达量的改变可以阻止甲基化 CpG 结合蛋白与甲基化 DNA 的正确结合，阻碍对下游靶基因表达的精确调控，引发神经发育障碍疾病。

MECP2 相关疾病是一组由于 *MECP2* 基因变异导致的神经发育障碍性疾病，遗传方式为 X 连锁显性遗传，主要包括两类综合征：Rett 综合征和 *MECP2* 重复综合征，其中 Rett 综合征最为常见，其诊断标准见表 17-1。另外有少部分患者并不符合上述两种综合征的诊断。*MECP2* 突变范围广泛且表型严重程度各不相同，临床表型可能与基因变异类型相关。R133C、R294X 和 C 端截短突变患者可能与较轻的表型相关，而 R168X、R255X、R270X 和

T158M 突变与更严重的表型相关。这些数据的提示价值有限,在具有相同突变类型的患者中也会存在表型变异。

表 17-1　Rett 综合征的诊断标准(2010 年)

项目	诊断标准
典型 Rett 综合征的诊断标准	1. 一段时间的发育倒退,随后恢复或稳定 * 2. 满足所有主要标准和所有的排除标准 3. 支持标准尽管在典型 Rett 综合征中很常见,但并非必需
非典型(或变异型)Rett 综合征的必需标准	1. 一段时间的发育倒退,随后恢复或稳定 * 2. 具备 4 个主要标准中的至少 2 个 3. 具备 11 个支持标准中的 5 个
主要标准	1. 已获得的有目的的手的技能部分或完全丧失 2. 已获得的语言能力部分或完全丧失 ** 3. 步态异常:运动功能受损(运动功能障碍)或完全丧失 4. 手的刻板动作,如绞手、挤手、拍手、敲击、咬手、洗手以及搓手等自动症表现
典型 Rett 综合征的排除标准	1. 创伤(围产期或产后)继发的脑损伤、神经代谢性疾病、导致神经系统病变的严重感染 *** 2. 出生后 6 个月内精神运动发育严重异常 #
非典型 Rett 综合征的支持标准 ##	1. 清醒时呼吸节律紊乱 2. 清醒时磨牙 3. 睡眠模式受损 4. 肌张力异常 5. 外周血管舒缩障碍 6. 脊柱侧 / 后凸 7. 生长发育迟缓 8. 手脚小而凉 9. 不适宜的笑或尖叫

续表

项目	诊断标准
非典型 Rett 综合征的支持标准##	10. 疼痛反应降低 11. 强烈的眼神交流，"眼睛对视"

注：* 鉴于部分患者在出现发育倒退证据之前已检出 *MECP2* 突变，对于年龄 < 3 岁、无任何功能丧失，但存在其他提示特征的个体，应将其诊断为"可能"Rett 综合征。这些个体需要每 6 ~ 12 个月重新进行评估。若出现发育倒退的证据，则确诊为 Rett 综合征。然而，如果到 5 岁仍未出现任何发育倒退的证据，则 Rett 综合征的诊断值得怀疑。

** 语言习得的缺失是建立在最好的语言功能基础之上的，而不是严格局限于某些单词或高级语言功能。因此，如果患者学会了牙牙学语，但又丧失了这项功能，则认为其丧失了已获得的语言能力。

*** 有明确的证据（神经科或眼科检查，以及 MRI 和 CT 检查结果）表明这些病损直接导致神经系统功能障碍。

发育严重异常指未达到正常的发育里程碑（头部控制、吞咽、社交、微笑等）。轻度肌张力下降或其他轻微发育异常在 Rett 综合征中很常见，并不能作为排除标准。

若患者曾有 1 个所列的临床表现，则计为 1 个支持标准。这些临床表现很多均呈现年龄依赖性，即在某些特定年龄出现或表现得更为典型。因此，相对于年幼的 Rett 综合征个体，大龄的个体更容易诊断。对于年龄 < 5 岁的个体，若出现发育倒退现象并符合 2 条主要标准，但不符合 5/11 条支持标准，应诊断为"可能非典型 Rett 综合征"。这类个体需随年龄的增长重新评估，并相应地修正诊断。

本例患者突变类型为 c.925C > T（p.Arg309Trp），突变位点位于转录抑制域（TRD）的 C 末端，并不符合典型或不典型的 Rett 综合征的诊断标准，仅表现为轻度的智力障碍及癫痫。既往研究表明 p.（Arg309Trp）变异可影响男性和女性，受影响的个体大多存在不同程度的智力障碍，可伴随 Rett 综合征的一些特征，如手部刻板动作和呼吸异常，部分存在轻度面部畸形，但不会导致典型或非典型的 Rett 综合征表型，并且显示不完全外显率。而 Rett 综合征主要累及女性,男性患者少见。

    与 *MECP2* 相关的癫痫是神经发育障碍癫痫的一种,病理生理机制可能涉及广泛神经元回路中兴奋和抑制平衡的潜在缺陷。Rett 综合征以外的 *MECP2* 基因点突变相关性癫痫描述较少,可能与 Rett 综合征患者相似。大多数的 Rett 综合征患者出现癫痫发作,在 30 岁以前癫痫的发生率随年龄增加而升高,成人患者不太可能出现晚发的癫痫发作。在具有癫痫的 Rett 综合征患者中,癫痫发作频率差异很大。Rett 综合征没有特征性的"首次发作"症状学,所有发作类型均有报道。复杂部分性发作和全面性强直阵挛发作是最常见的癫痫发作类型,而失神发作和阵挛性发作较少见。此外,与普通人群相比,Rett 综合征中早期热性惊厥似乎更常见。

    Rett 综合征中许多其他临床表现可能被误认为是癫痫发作,所以可能高估其癫痫发生频率。这些临床表现包括:手部刻板动作、屏气和发绀、过度换气和清醒状态下的呼吸模式混乱、凝视、眼球运动、眨眼发作、口面部运动障碍、大笑或尖叫、震颤、肌张力障碍、抽动、痉挛和发作性肌无力。这些临床事件中仅三分之一与脑电图所示的痫样放电有关。误诊会导致患者过度治疗,甚至出现假性耐药。值得注意的是,脑电图虽然可区分真正的癫痫发作和非癫痫事件,但没有癫痫的 Rett 综合征患者脑电图可能异常,启动抗发作治疗仍需谨慎。

    本案例患者与其头胎儿子均发病,给家庭带来了沉重的负担,但家庭具有强烈的孕育健康后代的期望。经我院多学科会诊,家系预试验检测结果显示此家系 *MECP2* 基因突变符合家系连锁分析检测条件,针对此突变位点的植入前遗传学检测(PGT)技术(即第三代辅助生殖技术)可行。患者夫妇经慎重考虑要求行植入前单基因遗传学检测助孕。

癫痫患者在进行产前咨询时普遍会问及该病是否会遗传给下一代，这也显示出患者对癫痫遗传性的重视。最新的癫痫的病因分类包括结构性、遗传性、感染性、代谢性、免疫性和未知因素。部分癫痫患者是由于基因突变引起。遇到此种情况，临床医师积极鼓励患者进行基因筛查，明确致病基因，并通过第三代辅助生殖技术，筛选未携带致病基因突变的胚胎，能够顺利生产健康的下一代，为由于基因突变引起癫痫的患者家庭带来希望。

临床诊疗要点

1. *MECP2* 相关疾病是由于 *MECP2* 基因变异引发的神经发育障碍性疾病，包括 Rett 综合征、*MECP2* 重复综合征及其他不符合上述诊断的临床表型，其遗传方式为 X 连锁显性遗传。

2. *MECP2* 突变类型为 c.925C > T（p.Arg309Trp），男性及女性均可受累，主要临床表现为智力障碍，可伴随癫痫发作、轻度面部畸形及 Rett 综合征的一些特征，如手部刻板动作和呼吸异常，遗传方式为不完全外显。

3. 大部分 Rett 综合征患者出现癫痫，多在 30 岁之前出现首次癫痫发作，癫痫发作频率差异很大。

4. Rett 综合征的癫痫发作以局灶性知觉损害发作和全面性强直阵挛发作最常见。

5. 由单基因突变引起的癫痫患者可通过第三代辅助生殖技术进行优生优育。

人文关怀

　　本案例为一例单基因遗传的神经发育障碍性疾病,病程中具有癫痫发作的表现。患者与其头胎儿子均发病,给家庭带来了沉重的负担,但家庭具有强烈的孕育健康后代的期望。该患者经基因筛查,明确了致病基因,并通过第三代辅助生殖技术,成功筛选了未携带致病基因突变的胚胎,顺利生产健康的下一代,为这一家庭带来了希望。

（林卫红）

参考文献

1　彭镜 . *MECP2* 基因及 MECP2 相关疾病 [J]. 中国当代儿科杂志 , 2017, 19(5):494-497.

2　NEUL J L, KAUFMANN W E, GLAZE D G, et al. Rett syndrome: Revised diagnostic criteria and nomenclature[J]. Ann Neurol, 2010, 68(6):944-950.

3　CHAKRABORTY S, PARAYIL R, MISHRA S, et al. Epilepsy characteristics in neurodevelopmental disorders: Research from patient cohorts and animal models focusing on autism spectrum disorder[J]. Int J Mol Sci, 2022, 23(18):10807.

4　OPERTO F F, MAZZA R, PASTORINO G M G, et al. Epilepsy and genetic in Rett syndrome: A review[J]. Brain Behav, 2019, 9(5):e01250.

女性癫痫

非妊娠篇

病例 18

全面强直阵挛发作的癫痫女性

病史摘要

女性,23 岁,主诉"发作性意识障碍伴肢体抽搐 10 年余"就诊。

【现病史】

　　10 年前,患者吃饭时出现意识障碍伴肢体抽搐,表现为呼之不应,双眼向上凝视、口吐白沫,四肢强直抽搐,持续约 2 分钟抽搐自行缓解,约 10 分钟后意识逐渐恢复,无二便失禁。发作前无明显先兆,发作后感头晕、恶心、心慌,偶伴呕吐,肢体轻微酸痛,对发作不能回忆。于当地医院就诊,行相关检查(具体不详)后诊断"病毒性脑炎",经治疗(具体不详)后出院,未服用抗癫痫发作药物。9 年前患者再次出现上述发作症状,持续 2 分钟左右,患者自诉每次发作的前几天偶会有短暂失忆,有时会有陌生感。于外院行头颅 MRI 检查未见异常,脑电图异常(未见报告),诊断为"癫痫",予"奥卡西平 300mg,每天 2 次"。7 年前患者再次发作,症状同前,未予特殊处理,此后大约每 1 ～ 1.5 年发作 1 次。3 年前患者无明显诱因发作频率增加,约每月 1 次,于我院门诊加用"左乙拉西坦",目前服用"奥卡西平 300mg,每天 2 次;左乙拉西坦 750mg,每天 2 次",未再发作。患者患病以来精神、食欲、睡眠可,大小便正常,体重无明显变化。

【既往史】

　　足月顺产,病前无颅脑外伤、感染史。20 年前(患者 3 岁)首次出现高热,体温达 39.0℃,四肢强直阵挛发作,持续约 2 分钟后好转,3～13 岁未出现癫痫发作。

【个人史、家族史】

无特殊。

【体格检查】

体温 36.4 ℃,脉搏 101 次 /min,呼吸 23 次 /min,血压 96/60mmHg,神志清楚,精神、反应可,全身皮肤未见皮疹,浅表淋巴结未扪及肿大,双瞳孔等圆等大,对光反应灵敏,鼻唇沟对称,唇红,咽稍红,扁桃体不大,口腔黏膜光滑,颈软,气管居中,心肺查体无特殊。腹软,全腹无压痛、肌紧张及反跳痛,肝脾未扪及。神经系统检查无异常。

【辅助检查】

血常规、电解质、肝肾功能、心肌酶全套、凝血全套、乙肝 5 项、乙型肝炎病毒 DNA(HBV-DNA)、传染病筛查 3 项、大便常规等相关指标未见明显异常。静态心电图:窦性心律,80 次 /min。胸部正侧位片示:未见明显异常。头颅 MRI 平扫 + 增强扫描未见明显异常。2020 年视频脑电图:清醒期:双侧各导联或前头部可见慢波或活动;双侧各导联或前头部阵发非对称性棘慢复合波或活动,有时棘慢复合波由高 - 极高波幅 4.5Hz 的棘慢复合波逐渐演变至 2.5Hz 的棘慢复合波;睡眠期:双侧各导联频繁阵发出现高 - 极高波幅棘慢、多棘慢复合波或活动,有时头前部显著,偶局限于一侧(图 18-1)。2021 年视频脑电图:清醒期:双侧各导联阵发出现广泛性棘慢复合波、活动或节律,节律性放电持续约 1～3 秒,有时前头部显著;睡眠期:双侧各导联或前头部频繁阵发广泛性棘慢、多棘慢复合波或活动。2022 年视频脑电图:清醒期:双侧各导联阵发广泛性棘慢复合波或活动,左右基本对称,有时前头部显著;睡眠期:双侧各导联阵发广泛性棘慢波或活动,有时局限于前头部。2023年脑电图:清醒及睡眠期正常背景;正常清醒期:双侧各导联阵发出现广泛性4.0Hz逐渐演变成2.3Hz的棘慢复合波活动,前头部波幅较高;睡眠期:双侧各导联阵发出现广泛性棘慢复合波或活动,有时局限于前头部(图18-2)。

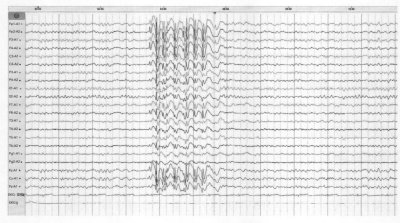

图18-1　2020年患者视频脑电图

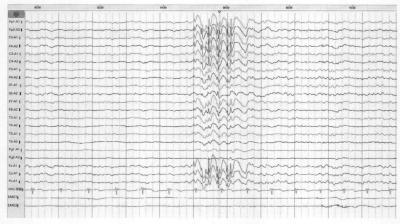

图18-2　2023年患者视频脑电图

【诊断】

癫痫（全面强直阵挛发作，未知病因）

讨论

该患者为青年女性患者，青少年期起病，慢性病程，反复发作肢体抽搐伴意识障碍，出生时顺产，病前无中毒、感染、外伤等情况，体格发育无明显异常。血清学检查未见异常。影像学检查未见明显异常。视频脑电图：清醒期双侧各导联阵发广泛性痫样波或活动，左右对称；睡眠期双侧各导联阵发广泛性痫样波或活动，前头部为甚。诊断为全面性癫痫，全面性起始的强直阵挛发作，病因不明，无共患病。患者 2012 年首次发作，2014 年开始服用奥卡西平，1 年后再次发作，2020 年无明显诱因发作频率增加，于我院行视频脑电图提示清醒期广泛节律性痫样放电，考虑到患者青年生育期女性，未选择丙戊酸钠，加用左乙拉西坦后至今未再发作。

我国目前有超过 900 万的癫痫患者，女性患者约 400 万，其中约 40% 处于育龄期。与男性患者相比，女性癫痫患者会经历青春期、妊娠期、哺乳期、更年期 4 个特殊时期，面临更多压力，生理、心理方面负担也更大，癫痫和长期服用某些抗癫痫发作药物会导致月经周期紊乱、闭经、不育、性功能障碍、多囊卵巢综合征等并发症，从而影响女性生育能力。部分女性癫痫患者在经前或经期中易发作。因此，在这期间更应注意休息和避免情绪波动。患者要尽量避免如饮酒、熬夜、疲劳等可能引起癫痫发作的诱因，建立良好生活习惯。

妊娠期出现全面强直阵挛发作容易造成胎停、流产等严重不良胎儿事件,也是导致患癫痫孕妇发生癫痫猝死(SUDEP)的主要原因,损害意识状态的其他轻型发作对孕妇和胎儿也存在较大的潜在风险。除了癫痫本身,治疗不当还会影响癫痫患者的预后和生活质量,甚至导致心理问题。美国食品药品监督管理局批准了26种治疗癫痫的药物,其中24种适用于局灶性癫痫,9种适用于全面性癫痫。对于抗癫痫发作药物的选择应考虑发作形式、癫痫类型和癫痫综合征,以及患者的年龄和性别、合并症和潜在的药物相互作用。治疗的目标是癫痫发作缓解而无不良事件。对于育龄期女性癫痫患者,若患者有备孕、妊娠的潜在需求,应在控制癫痫发作的同时选择胚胎毒性较小的药物,加强妊娠期随访管理,必要时监测妊娠期药物浓度,调整药物剂量,以减少妊娠期发作风险、降低后代出生缺陷及认知发育障碍的风险。

综上所述,女性癫痫患者更应受到重视,早期治疗,早期干预。在此基础上,准确识别癫痫发作类型和癫痫综合征对于正确选择抗癫痫发作药物非常重要。

临床诊疗要点

对育龄期癫痫女性患者,选择抗癫痫发作药物时需要考虑到患者生育需求,选择胚胎毒性较小的药物,加强妊娠期随访管理,必要时监测妊娠期药物浓度,调整抗癫痫发作药物剂量,以减少妊娠期发作风险、降低后代出生缺陷及认知发育障碍的风险。

人文关怀

  该女性患者青少年起病，诊断癫痫，顺利升学，考研"上岸"，即将成为一名青年女医师，其实癫痫并没有成为她人生的阻碍，也没有让她放弃积极学习、生活的态度，相反她更坚韧，对待困难更能迎难而上。因此，对于女性癫痫患者，我们应该给予更多的关注、关爱和鼓励，让她们也可以有美好的未来。

（于云莉）

参考文献

1 STEPHEN L J, HARDEN C, TOMSON T, et al. Management of epilepsy in women[J]. Lancet Neurol, 2019, 18(5):481-491.

2 EDEY S, MORAN N, NASHEF L. SUDEP and epilepsy-related mortality in pregnancy[J]. Epilepsia, 2014, 55(7):e72-e74.

3 DEMIR M, AKARSU E O, DEDE H O, et al. Investigation of the roles of new antiepileptic drugs and serum BDNF levels in efficacy and safety monitoring and quality of life: A clinical research[J]. Curr Clin Pharmacol. 2020, 15(1):49-63.

4 KANNER A M, BICCHI M M. Antiseizure medications for adults with epilepsy: A review[J]. JAMA, 2022, 327(13):1269-1281.

病例 19

因服药不规律导致
反复发作的癫痫女性

病史摘要

女性,22 岁,因"反复发作性凭空视物 8 年"就诊。

【现病史】

8 年前患者无明显诱因突然看到双眼正前方出现一个五彩斑斓的彩球(图 19-1),无论头向哪个方向转动,彩球均位于正前方,持续约 30 秒后自行消失。半年后再次出现类似症状,持续时间同前。此后 1 年内平均每周发作 2 次,发作前有时伴有眩晕,持续数秒后好转,有时发作后伴肢体抽搐、意识丧失,持续约 1 分钟好转。疲劳、精神压力较大时,发作频率略增加。7 年前患者就诊于当地医院,考虑诊断"癫痫",具体诊治过程不详,当地医师给予"丙戊酸钠片 2 片,每天 2 次"之后未再发作。5 年前患者因 2 年内完全无发作遂自行停用丙戊酸钠。3 年前患者熬夜后症状复发,症状同前,表现为看到五彩斑斓的彩球。5 天后再次复发,并出现意识丧失、跌倒伴四肢抽搐。患者于当地医院就诊,予"托吡酯 50mg,每天 2 次"治疗后症状未再发作。2 年前患者自行停药,停药 1 个月后饮酒后症状复发,仍表现为复杂视幻觉,当地医师调整抗癫痫发作药物为"左乙拉西坦 500mg,每天 2 次",症状完全控制消失。1 年前患者服药不规律,经常熬夜及饮酒,发作频率约每月 3 ～ 4

次,并且变成了奇怪的单色调的物体,伴熟悉感,每次持续时间 20 秒左右。1 天前患者因漏服药再次出现强直阵挛发作,持续 1 分钟左右,为进一步诊治入我院。患者患病以来精神、食欲、睡眠可,大小便正常,体重无明显变化。

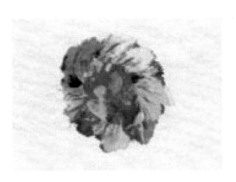

图 19-1　患者癫痫发作时见到的彩球

【既往史、个人史、出生史、家族史】

　　均无特殊。

【神经系统查体】

　　神志清楚,语言流利,逻辑清楚,记忆力、计算力、定向力正常。双眼矫正视力 1.0,无视野缺损,余无特殊。

【辅助检查】

　　视频脑电图示脑电图基本节律 9 ~ 10Hz,双侧调节调幅好,基本对称,闪光刺激没有诱发出放电。24 小时脑电监测中未监测到临床发作,但是存在较多的发作间期的放电,主要是在右侧颞枕部,O2 和 T6 导联上(图 19-2)。头颅 MRI:颅内未见确切异常。头颅 MRS:右侧颞枕区 NAA/(Cho+Cr)= 0.51,左侧颞枕区 NAA/(Cho+Cr)= 0.64,双侧差异 14%,提示右侧异常。

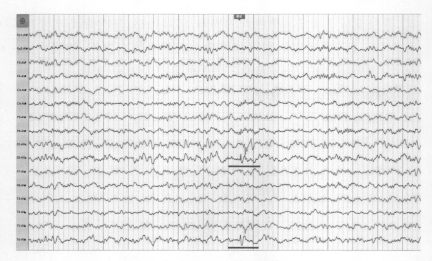

图 19-2　24 小时脑电监测

【诊断】

枕叶癫痫（局灶性起源，知觉保留，感觉性发作；局灶性进展为双侧强直阵挛发作）

讨论

该患者为青年女性，主诉为"反复发作性凭空视物 8 年"。症状为复杂视幻觉，呈现发作性、反复性、短暂性以及刻板性的特点。既往史无特殊。神经系统查体未见异常。脑电图提示发作间期右侧颞枕部的尖慢复合波放电。头颅 MRS 提示右侧颞枕部区域代谢异常。诊断考虑枕叶癫痫，定位：枕 - 颞 - 顶交界可能性大，定侧：右侧可能性大。需要与有先兆的偏头痛进行鉴别，癫痫和偏头痛均为育龄期女性常见神经系统慢性疾病，二者的鉴别见表 19-1。

表 19-1　颞叶癫痫与有先兆的偏头痛的鉴别

鉴别点	枕叶癫痫	有先兆的偏头痛
幻觉持续时间	数秒至 1min	4 ～ 30min
主要表现	彩色圆形物	黑白的线性物
移至视野的对侧	经常	无
从视野中心扩展	罕见	通常
发作后呕吐	罕见	经常
出现抽搐	经常	罕见

　　枕叶癫痫起源于大脑枕叶区域。其特点与大脑枕叶的功能密切相关,因为枕叶主要负责处理视觉信息。

　　复杂视幻觉是枕叶癫痫患者可能出现的一种视觉症状。与简单视幻觉不同,复杂视幻觉涉及更加详细、具体和生动的图像。以下是关于枕叶癫痫复杂视幻觉的一些重点:①内容:复杂视幻觉的内容通常包括具体的场景、人物、动物、建筑等。这些图像可能是患者曾经见过的,也可能是完全陌生的。有时候,复杂视幻觉可能具有一定的现实感,让患者难以分辨幻觉与现实。②颜色和形状:复杂视幻觉中的图可能具有鲜艳的颜色和奇特的形状。患者可能看到色彩斑斓的动物或者不寻常的几何图案。这些视觉体验可能非常生动且引人入胜。③持续时间:复杂视幻觉的持续时间通常较短,从几秒钟到几分钟不等。在幻觉发生时,患者通常保持清醒状态。④发作与记忆:复杂视幻觉可能在枕叶癫痫发作期间出现,部分患者可能在发作结束后仍能清晰地回忆起幻觉的内容,部分患者可能在发作后对幻觉的细节记忆模糊或遗忘。⑤频率:复杂视幻觉的发生频率有个体差异。部分患者可能频繁地出现这种视觉症状,部分患者发作较少或相隔较长时间才发作一次。⑥幻觉与现实的关系:虽然复杂视幻觉可能具有一定的现实感,但患者在发作时通常能够意识到所看到的图像。

除了复杂视幻觉,枕叶癫痫也常出现以下幻觉:①简单视幻觉:患者看到的图像或颜色相对简单,如光斑、线条、几何图案等。②视觉空间错觉:枕叶癫痫患者可能出现视觉空间错觉,例如物体扭曲、变形或变大/变小。这些错觉可能与视幻觉一起出现,也可能单独出现。

除了视觉相关的症状,枕叶癫痫还可能表现为以下特点:①眼球运动异常:如眼球偏斜、眼球震颤(nystagmus)等。②头痛:部分患者在发作前或发作时可能出现头痛,有时伴随恶心、呕吐等症状。③自动症:发作时可能出现手指抽动、口吃等无意识的动作。④意识障碍:部分患者在发作过程中,可出现意识障碍,如意识模糊、精神恍惚等。⑤情感改变:患者可能在发作前后出现情感改变,如恐惧、紧张、抑郁等。⑥发作持续时间:枕叶癫痫发作通常持续较短时间,从几秒到几分钟不等。⑦发作频率:枕叶癫痫的发作频率因个体而异,有些患者可能每天发作数次,而有些患者可能数月或数年才发作一次。⑧起床后发作:部分枕叶癫痫患者可能在清晨醒来后不久发作。

该病例中的患者为典型枕叶癫痫,最初起病年龄为青少年时期,此后因长期服药不规律、熬夜、饮酒等情况,导致癫痫反复发作。目前患者为育龄期,涉及工作、结婚、生育等情况,较青少年时期将面临更多的压力。因此在接诊患者后需要对其进行宣教。指导其用药方案,同时应尽可能选用对生育影响较小的抗癫痫发作药物,并对其日常生活进行指导,尽可能降低癫痫对其日常生活和工作的影响。

临床诊疗要点

1. 枕叶癫痫复杂视幻觉最主要的模式是有颜色的,通常是彩色的圆形模式,鲜红色、黄色、蓝色、绿色很多见。持续时间数秒至 30 秒,很少超过 1 分钟。
2. 视幻觉最初常在偏侧视野出现,主要是颞侧视野,可以向中心视野缓慢移动。
3. 简单视幻觉起源于初级视觉皮质,而复杂视幻觉来源于枕 - 顶 - 颞交界区。
4. 枕叶发作可伴有发作期或发作后的头痛。
5. 接诊育龄期癫痫女性时应进行健康宣教,指导其尽可能避免熬夜、饮酒、劳累,并规律服药,以减少癫痫发作对生活的影响。

（朱曦）

参考文献

1　BILLOCK V A, TSOU B H. Elementary visual hallucinations and their relationships to neural pattern-forming mechanisms[J]. Psychol Bull, 2012, 138(4):744-774.

2　MANFORD M. Simple visual hallucinations and epilepsy[J]. Pract Neurol, 2020, 20(5):345-346.

病例 20

脑囊虫病继发癫痫

病史摘要

女性，18 岁，云南人，主诉"反复发作性意识丧失 6 年"就诊。

【现病史】

患者 6 年前在上课时突发意识丧失、呼之不应，伴四肢强直抽搐、双眼上翻、牙关紧闭，无舌咬伤、大小便失禁，持续约 2 分钟后患者抽搐停止，意识逐渐恢复，醒来后对发作无记忆，无不适。被家属送至当地某医院，诊断为"脑囊虫病、继发性癫痫"，予驱虫治疗（具体药物不详）后好转出院，出院后未继续服药。2 年前患者上课时无明显诱因再次突发意识丧失、呼之不应，伴四肢强直抽搐、双眼上翻、牙关紧闭，无舌咬伤、大小便失禁，持续约 2 分钟后患者抽搐停止，意识逐渐恢复，醒来后对发作无记忆，无不适。再次于当地某医院就诊，诊断为"脑囊虫病、继发性癫痫"，予驱虫、抗癫痫治疗（治疗不详）后好转出院，自诉院外服用抗癫痫发作药物（具体治疗不详），服药 10 天后患者自行停药。1 年余前，患者夜间睡眠中无明显诱因突发左上肢强直抽搐，不能控制，伴头痛，患者无意识丧失、呼之不应，无双眼上翻、牙关紧闭，无舌咬伤、大小便失禁，持续约 1 分钟后左上肢抽搐停止，患者感左上肢酸痛。于当地某医院就诊，诊断为"脑囊虫病、继发性癫痫"，予驱虫、抗癫痫治疗（治疗不详）后好转出院，出院后自行停药。2 天前患者夜间无明显诱因再次出现左上肢强直抽搐 3 次,每次持续 1 ~ 2 分钟好转,无意识障碍、口吐白沫、双眼上翻、牙关紧闭。为进一步治疗,遂入我院。患者患病以来精神、食欲、睡眠可,大小便正常,体重无明显变化。

【既往史、个人史、家族史】

无特殊。出生史正常,无高热惊厥史,无头部外伤史,无感染性脑病病史,无脑血管病病史,无家族相关遗传病病史。无吸烟饮酒史,无不良生活习惯。否认家族遗传病病史。

【月经及婚育史】

13 岁月经初潮,周期 28 ~ 30 天,经期 5 ~ 7 天。经量正常,无痛经。未婚未育。

【神经系统查体】

神志清楚,语言流利,对答切题,时间、地点、人物、定向力、注意力、记忆力、计算力正常,无精神症状,脑膜刺激征阴性。双侧瞳孔等大同圆,直径约 2.5mm,瞳孔对光反射灵敏,眼球各向运动可,无复视及眼球震颤。伸舌居中,悬雍垂居中,咽反射灵敏。四肢肌力 5 级,四肢肌张力正常。四肢腱反射(++)。四肢及面部针刺觉正常。双侧病理反射(-)。Romberg 征(-),直线行走稳准。共济运动正常。自主神经功能正常。

【辅助检查】

2023 年 3 月 21 日头颅 MRI 平扫 + 增强示右侧顶叶脑囊虫病(活动期),灶周水肿伴强化(图 20-1)。2023 年 3 月 21 日长程视频脑电图:成人轻 - 中度异常脑电图。发作期间放电;睡眠期:右侧颞顶区高波幅尖波偶发。

【诊断】

症状性癫痫(强直发作;全面强直阵挛发作);右侧顶叶脑囊虫病。

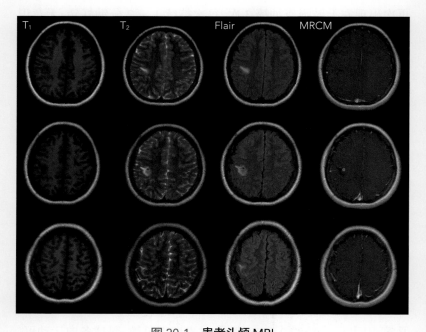

图 20-1　患者头颅 MRI

Flair,液体衰减反转恢复序列;MRCM,磁共振造影剂。

诊治经过及随访

　　入院后予吡喹酮行驱虫治疗,并予"卡马西平片"抗癫痫治疗后患者好转出院。出院后规律服用抗癫痫发作药物,未再出现上述发作。3 个月后患者返院复诊,复查头颅 MRI 平扫＋增强示:对比 2023 年 3 月 21 日 MRI,右侧顶叶病灶未见确切显示(图 20-2)。长程视频脑电图示:正常脑电图。2023 年 6 月 15 日头颅 MRI 平扫＋增强:①右侧顶叶脑囊虫病治疗后复查;②对比 2023 年 3 月 21 日 MRI,右侧顶叶病灶未见确切显示。2023 年 6 月 15

日长程视频脑电图：正常脑电图。

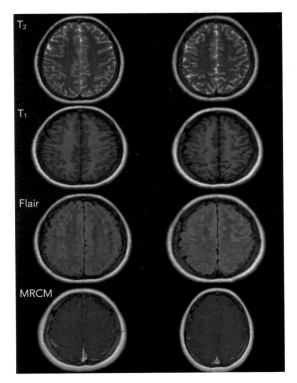

图 20-2　治疗后复查头颅 MRI

讨论

该患者为青年女性，发作性病程。有两种发作类型，第一种为单肢强直抽搐，不伴意识障碍，第二种为全面性强直阵挛发作。脑电图提示发作间期、睡眠期可见左侧枕区、中后颞区高波幅尖波偶发。头颅 MRI 平扫＋增强＋弥散提示右侧顶叶脑囊虫病。诊断为脑囊虫继发癫痫。

猪囊尾蚴病是猪带绦虫的虫卵感染引起的,简称囊虫病,其危害程度远远大于成虫所致的猪带绦虫病。猪囊尾蚴病在全球范围内均有流行,以中美洲和南美洲北部国家流行最为严重。在我国近10年来发病率呈上升趋势。云南为少数民族聚集地,当地人有食生肉习惯,导致该病呈地方性流行,且有逐年增高趋势,严重危害当地人民的健康和生命。脑囊虫病根据囊尾蚴寄生部位,可分为脑实质型、脑室型、脊髓型及脑膜型。临床表现多样,如头痛、头晕、恶心呕吐、肢体无力、癫痫发作等,以癫痫发作为首发或继发症状者占67.5%,脑囊虫病继发癫痫发作形式多样,主要取决于囊尾蚴在脑内的数量、位置和分布、脑炎症的强度以及寄生虫的退行性阶段。脑囊虫病继发癫痫的治疗要点在于足量、足疗程的驱虫治疗。该患者既往因未系统治疗,导致驱虫治疗不够彻底,故反复出现癫痫发作。

对于育龄期女性,诊断为脑囊虫病时更应进行彻底驱虫治疗,以减少癫痫反复发作或抗癫痫发作药物对后代的影响。建议育龄期女性如既往患脑囊虫病可在备孕前进行复查,以便更加安全地度过围孕产期。

临床诊疗要点

1. 脑囊虫病是云南等偏远地区症状性癫痫的常见病因之一。
2. 脑囊虫病治疗要点在于足量、足疗程的驱虫治疗。

3. 建议既往罹患脑囊虫病的育龄期女性在备孕前于神经内科复查，以便更加安全地度过围孕产期。

人文关怀

　　该病例中患者已满 18 周岁，即将面临结婚、生育等问题，癫痫的控制和脑囊虫病的治疗都至关重要。既往确诊脑囊虫病、继发性癫痫，但驱虫治疗不足疗程，导致患者癫痫反复发作。最后经足疗程驱虫治疗后，患者颅内脑囊虫病病灶完全吸收，也未再出现癫痫发作。在云南，脑囊虫病继发癫痫的女性患者不在少数，及时有效的驱虫治疗、规律的抗癫痫治疗以及围孕期多学科指导将有助于患者收获健康美满的人生。

（李云　张双园）

参考文献

1　张昌飞, 杜福川, 符春苗. 脑囊虫病临床表现和脑脊液生化指标及 MRI 影像学特征 [J]. 中华医院感染学杂志, 2022, 32(1):41-45.

2　NASH T E, MAHANTY S, LOEB J A, et al. Neurocysticercosis: A natural human model of epileptogenesis[J]. Epilepsia, 2015, 56(2):177-183.

病例 21

口服避孕药导致癫痫发作增加

女性，21 岁，因"发作性意识丧失伴四肢抽搐 3 年，再发 2 天"就诊。

【现病史】

患者 3 年前白天第一次发作，清醒时突发意识丧失，头向右侧偏转，呆视，呼之不应，口唇不自主运动，持续 1 ~ 2 分钟缓解，否认先兆。未重视。2 年余前再次发作，表现与之前类似，并继发全面强直阵挛，持续 1 ~ 2 分钟后抽搐停止，持续 10 余分钟后意识恢复，于当地医院就诊，头颅 MRI 检查示右侧室管膜下灰质异位，视频脑电图示发作间期右侧颞区、后颞区、左侧后颞区放电，共监测到 1 次发作，主要表现为口咽自动症，向右侧凝视，右手摸索，同步脑电图右侧额颞区演变显著。诊断为"癫痫，局灶性起源"，予"拉莫三嗪 50mg，每天 2 次"后仍有发作，表现为愣神、口唇不自主运动，约每月 10 余次，1 年余前调整治疗方案为"拉莫三嗪 75mg，每天 2 次；左乙拉西坦 500mg，每天 2 次"后发作频率减少为每月 5 ~ 10 次。最近 3 个月内发作频率增加，约每月 10 余次，为进一步治疗，于我院门诊就诊。

【出生史、个人史】

无特殊，否认高热惊厥史，否认头部外伤史，否认感染性脑病病史,否认脑血管疾病史。

【家族史】

外祖父 60 岁时有癫痫发作,具体不详,因意外去世。

【月经及生育史】

月经初潮 12 岁,周期 28 ～ 30 天,经期 3 ～ 5 天。未婚未育,否认痛经。

【神经系统查体】

神志清楚,语言流利,逻辑清楚,记忆力、计算力、定向力正常。余无特殊。

【辅助检查】

头颅 MRI 平扫 + 增强:右侧室管膜下灰质异位,双侧海马未见异常信号(图 21-1)。视频脑电图:发作间期右侧颞区、后颞区、左侧后颞区放电,共监测到 1 次发作,主要表现为口咽自动症,向右侧凝视,右手摸索,同步脑电图右侧额颞区演变显著(图 21-2)。血常规、肝肾功能均未见明显异常。

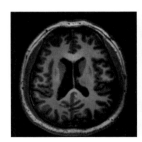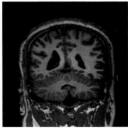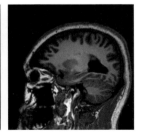

图 21-1　患者头颅 MRI

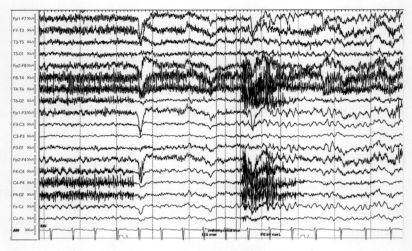

图 21-2　患者视频脑电图

【诊断】

癫痫(局灶性起源,知觉障碍,自幼症;局灶进展为双侧强直阵挛)

诊治经过与随访

仔细询问患者近期有无漏服药物、劳累、饮酒、感冒等情况,患者均否认。患者诉 4 个月前开始采用口服避孕药避孕。考虑到患者服用的口服避孕药可能导致拉莫三嗪代谢的增加,建议患者改为工具避孕,3 个月后患者于门诊随访时癫痫发作频率减少为每月 5 ~ 8 次,患者颅内病灶位置不适合手术,遂调整治疗方案为"拉莫三嗪 75mg;左乙拉西坦 500mg,每天 2 次;吡仑帕奈 4mg,每晚 1 次",患者发作较前减少。

讨论

癫痫患者往往需要长时间服用抗癫痫发作药物,癫痫女性妊娠期治疗的目标是在癫痫发作风险和抗癫痫发作药物的潜在致畸作用之间取得平衡。目前国际上绝大部分指南均建议癫痫女性在有效控制癫痫发作的情况下以尽可能服用低剂量抗癫痫发作药物妊娠,这就要求癫痫女性有计划地妊娠。然而,美国一项出生登记表明约 65% 的妊娠为意外妊娠,其中,约 30% 为避孕失败。女性癫痫患者非计划妊娠的概率略低于普通人群,约为 50%。说明合理有效的避孕措施非常重要。由于抗癫痫发作药物与避孕药物之间的相互作用可能会增加避孕失败的概率或导致癫痫发作的频率增加。为此,英国的癫痫指南推荐对于女性癫痫患者,医师应在其有性生活之前就常规给予避孕方面的建议。既往研究发现年龄增大,经济条件好的女性癫痫患者避孕成功率更高,说明向年轻以及经济条件差的育龄期女性癫痫患者普及避孕相关知识非常重要。

首先,某些抗癫痫发作药物会影响激素类避孕药物的避孕效果。例如,酶诱导剂型抗癫痫发作药物(卡马西平、奥卡西平、苯妥英钠)会导致雌激素和孕激素的代谢增加,可能会导致避孕失败。世界卫生组织建议在服用酶诱导抗癫痫发作药物时,不应使用口服避孕药、阴道避孕环和透皮贴剂。其他抗癫痫发作药物例如拉莫三嗪似乎对激素类避孕药物的血药浓度没有太大影响。

其次,口服联合避孕药中含有的合成类激素(尤其是雌激素)可导致拉莫三嗪的血药浓度降低 50% 左右,导致拉莫三嗪血药浓度的波动。另外一项研究发现从非激素类避孕药换为激素类避孕药后的 3 个月内癫痫发作频率增加。相反,从激素类口服避孕药更换成非激素类口服避孕药则癫痫发作频率减少。在对抗癫痫发作药物进行亚组分析时发现激素类避孕药仅对拉莫三嗪的血药浓度有影响。口服联合避孕药物是否会导致其他抗癫痫发作药物血药浓度的波动目前尚不清楚。

当然,不管是否服用酶诱导型抗癫痫发作药物都可以考虑采用工具避孕,该避孕方式不管是在普通人群还是在癫痫患者中都是安全有效的。此外,女性癫痫患者还可采用宫内节育器。不管是铜还是激素类宫内节育器,均只在局部发挥作用,与抗癫痫发作药物之间的相互作用非常小。即使是含雌激素类宫内节育器,如含 52mg 左炔诺孕酮释放的宫内节育器的失败率约为每年 1.1%,也只比普通人群略高。

临床诊疗要点

1. 酶诱导剂型抗癫痫发作药物会导致雌激素和孕激素的代谢增加,可能导致避孕失败。
2. 口服避孕药中所含合成类激素可导致拉莫三嗪的血药浓度降低 50% 左右,导致癫痫发作频率增加。
3. 女性癫痫患者首选工具避孕,其次为宫内节育器。不管是铜还是激素类宫内节育器,均只在局部发挥作用,与抗癫痫发作药物之间的相互作用非常小。

(彭安娇)

参考文献

1　KING A, GERARD E E. Contraception, fecundity, and pregnancy in women with epilepsy: An update on recent literature[J]. Curr Opin Neurol, 2022, 35(2):161-168.

2　RAUCHENZAUNER M, DEICHMANN S, PITTSCHIELER S, et al. Bidirectional interaction between oral contraception and lamotrigine in women with epilepsy–role of progestins[J]. Seizure, 2020, 74:89-92.

3　HERZOG A G, MANDLE H B, MACEACHERN D B. Differential risks of changes in seizure frequency with transitions between hormonal and non-hormonal contraception in women with epilepsy: A prospective cohort study[J]. Epilepsy Behav, 2021, 120:108011.

病例 22

药物难治性癫痫患者经左炔诺孕酮宫内节育器治疗功能性子宫出血后发作减少

病史摘要

患者,女,38 岁,主诉"发作性抽搐 12 年"就诊。

【现病史】

患者 12 年前在一次情绪波动后首次出现四肢抽搐、伴尿失禁、意识障碍。后患者上述症状反复出现,自述发作前有恐惧、焦虑等先兆症状,有时会出现全身麻木。于当地医院(具体不详)就诊,诊断为"癫痫",予抗癫痫发作药物治疗(具体不详),控制不佳。10 年前患者出现另一种发作形式,具体表现为先兆症状后出现意识丧失,双手握紧,前臂轻度屈曲。每次发作持续数分钟,每月发作 1 ~ 2 次,于当地医院就诊(具体不详),予"左乙拉西坦1 500mg,每天 2 次;奥卡西平 750mg,每天 3 次"治疗,仍反复发作,后加用"拉考沙胺 100mg,每天 2 次",约每年发作 3 ~ 10 次。

【既往史、出生史】

无特殊。

【家族史】

表姐有癫痫病史,但具体情况不详。

【月经及婚育史】

月经初潮 11 岁,周期 28 ~ 30 天,经期 5 ~ 6 天。末次月经:
2023 年 8 月 31 日,月经初潮后一直有不规则阴道出血,表现为全
月经周期不规律流血,流血量每次约 2ml。结婚年龄 17 岁,配偶
身体健康。妊娠 1 胎,顺产 1 胎。

【辅助检查】

24 小时视频脑电图(VEEG)检查(2022 年 3 月 10 日)示背景
脑电图正常活动的间歇局灶性慢波。光刺激未见癫痫发作。发作
期的脑电图表现为节律性棘波演变为局灶性尖波,头颅 MRI 扫描
结果未见明显异常。

诊治经过及随访

患者于妇科就诊后放置左炔诺孕酮宫内节育器,6 个月后不
规则阴道出血停止,癫痫发作的频率减少为约每 6 个月 1 次,发作
严重程度降低,全身状况和情绪均显著改善。

讨论

癫痫与性激素的关系非常复杂。癫痫,特别是颞叶癫痫皮质
放电异常可通过边缘系统影响下丘脑和垂体,导致下丘脑 - 垂体 -
性腺(HPG)轴功能改变,特别是影响促性腺激素释放激素(GnRH)
脉冲。一项颞叶癫痫和正常对照女性生殖内分泌功能的比较研究
显示,与对照组相比,颞叶癫痫女性黄体生成素和卵泡刺激素水平
显著改变,雌二醇和硫酸脱氢表雄酮(DHEA-S)水平也显著升高。

相反,女性癫痫患者在经期发作频率增加,表明激素水平的波动也会影响癫痫发作。

除癫痫本身对女性激素产生影响外,抗癫痫发作药物也会对女性生殖健康产生影响。抗癫痫发作药物可直接影响下丘脑 - 垂体 - 性腺(HPG)轴,作用于外周内分泌腺,或通过药物 - 药物相互作用引起改变,影响激素和结合蛋白代谢,导致特异性生殖障碍。在所有抗癫痫发作药物中,丙戊酸钠对女性生殖系统的影响最为明显。研究表明服用丙戊酸钠的患者多囊卵巢综合征的发生率明显增高。

性激素也会对癫痫产生影响。大量的科学证据表明女性性激素具有神经活性,在癫痫的病理生理学和发作模式中起着关键作用。既往研究表明雌二醇具有促惊厥作用,而黄体酮(即孕酮)具有抗惊厥作用。自 1973 年开始,研究人员一直在尝试用激素疗法治疗女性癫痫患者,既往研究发现采用黄体酮可有效减少月经性癫痫患者的发作频率,说明黄体酮浓度可能调节某些女性癫痫患者经期的中枢神经系统兴奋性,并且似乎与药物剂量、给药方式与疗效相关。但目前的研究主要集中于月经性癫痫,具体细节见表22-1。

宫内节育器通常用于避孕或治疗女性癫痫患者的不规则阴道出血。既往研究中使用孕激素宫内节育器治疗月经性癫痫并没有产生有效的结果。在本病例中患者使用左炔诺孕酮宫内节育器后癫痫发作减少,提示药物难治性癫痫或许也可尝试采用假孕疗法,但治疗效果有待进一步验证。

表 22-1　既往关于孕激素治疗癫痫的研究总结

第一作者	样本量	药物	治疗时间 / 月	癫痫类型	癫痫发作减少所占总数比
Motta	36	P	17.7	月经性癫痫	CPS：63.07%；GS：62.19%；SPS：100%；MS：46%
Herzog	294	P	3	月经性癫痫	GS:39.4%；CPS:23.7%；SPS:41.2%
				难治性癫痫	GS:21.2%；CPS:21.2%；SPS:42.2%
Harden	21	Pr	3	绝经后癫痫	单倍剂量：SPS: 37.5%；CPS: −12.5%；GS: 0；双倍剂量：SPS: 14.3%；CPS: 42.9%；GS: 14.3%
Ramanujam	1	G	6	月经性癫痫	无效
	1	MPA	6		无发作
	1	NET	6		
Najafi	38	MA	3	难治性月经性癫痫	80%
Dana-Haeri	9	NET	12	月经性癫痫	无效

注：P，孕酮；Pr，Prempro（0.625mg 马结合雌激素 +2.5mg 醋酸甲羟孕酮或 CEE/MPA）；G，纯天然黄体酮；MPA，长效醋酸甲羟孕酮；NET，炔诺酮；MA，氯地孕酮；CEE，结合雌激素。CPS, complex partial seizure，复杂部分性发作；SPS, simple partial seizure，简单部分性发作；GS, generalized seizure，全面发作；MS, myoclonic seizure，肌阵挛发作。

临床诊疗要点

1. 女性癫痫患者的癫痫发作受生殖内分泌影响大,性激素水平及性激素制剂都会对癫痫及抗癫痫发作药物疗效造成影响。
2. 孕酮与癫痫的关系密切,孕酮水平过低可能会加重癫痫病情,补充孕酮作为添加辅助治疗在部分难治性癫痫的临床试验中取得了积极疗效。

人文关怀

　　本案例为一例难治性癫痫合并阴道不规则流血的患者。患者的癫痫反复发作使患者本人生活质量严重下降,并给家庭带来了沉重的负担。遇到此种情况,临床医师应识别妇科并发症可能对癫痫发作的影响,积极鼓励患者进行妇科检查并及时诊治,此例中患者控制妇科并发症后癫痫发作明显减少,极大改善了患者的生活质量。

（陈蕾　沙雷皓）

参考文献

1　CREININ M D, BARNHART K T, GAWRON L M, et al. Heavy menstrual bleeding treatment with a levonorgestrel 52-mg intrauterine device[J]. Obstet

Gynecol, 2023, 141(5):971-978.

2　CUTIA C A, CHRISTIAN-HINMAN C A. Mechanisms linking neurological disorders with reproductive endocrine dysfunction: Insights from epilepsy research[J]. Front Neuroendocrinol, 2023, 71:101084.

3　DANA-HAERI J, RICHENS A. Effect of norethisterone on seizures associated with menstruation[J]. Epilepsia. 1983, 24(3):377-381.

4　FRANK S, TYSON A N. A clinical approach to catamenial epilepsy: A review[J]. Perm J, 2020, 24:1-3.

5　HARDEN C L, et al., Hormone replacement therapy in women with epilepsy: a randomized, double-blind, placebo-controlled study[J]. Epilepsia, 2006, 47(9):1447-1451.

6　HERZOG A G, FOWLER K M, SMITHSON S D, et al. Progesterone vs placebo therapy for women with epilepsy: A randomized clinical trial[J]. Neurology, 2012, 78(24):1959-1966.

7　MAGUIRE M J, NEVITT S J. Treatments for seizures in catamenial (menstrual- related) epilepsy[J]. Cochrane Database Syst Rev, 2021, 9(9):CD013225.

8　MOTTA E, GOLBA A, OSTROWSKA Z,et al.Progesterone therapy in women with epilepsy[J]. Pharmacol Rep, 2013, 65(1): 89-98.

9　NAJAFI M, SADEGHI M M, MEHVARI J,et al.Progesterone therapy in women with intractable catamenial epilepsy[J]. Adv Biomed Res, 2013,2: 8.

10　RAMANUJAM B, ARORA A, MALHOTRA V, et al.A case of recurrent status epilepticus and successful management with progesterone[J]. Epileptic Disord, 2016, 18(1): 101-105.

病例 23
难治性癫痫女性患者手术后癫痫获得控制

病史摘要

女性,30 岁,主诉"抽搐伴意识障碍 10 年余,再发 1 个月"入院。

【现病史】

入院前 10 年,患者无明显诱因突感恐惧感,数秒后出现意识丧失和全身抽搐,持续约 1 分钟,约 10 分钟后意识恢复,未重视及就医。10 天后上述症状再次发作,当地医院确诊为"癫痫、左侧颞叶癫痫",予"卡马西平 0.3g,每天 2 次"治疗。此后 1 年未再发作。8 年余前上述症状发作频率逐渐增加,由最初的半年 1 次,发展到现在的每月 2 ~ 3 次。发作前仍可伴有恐惧感或心悸不适,持续约 10 秒。发作后感到极度疲惫,需要较长时间恢复。服用过多种抗癫痫发作药物,包括"卡马西平""拉莫三嗪""左乙拉西坦",但对治疗反应不佳,同时出现持续性疲劳、注意力难以集中,影响了患者的日常生活和工作。1 个月前患者再次出现癫痫发作,为进一步手术治疗,遂入我院。患病以来,精神略差,睡眠、食欲、大小便基本正常。

【既往史、个人史、家族史】

均无特殊,否认高热惊厥史、外伤或其他神经系统疾病,否认家族遗传病病史。

【月经及生育史】

患者月经周期为 28～30 天,经期 3～5 天,无月经不规则或痛经。目前未婚未育。

【神经系统查体】

神经系统检查结果正常。未见明显神经定位定侧体征,肌力、感觉、反射等均在正常范围。

【辅助检查】

脑电图示左颞叶间歇性尖波和慢波放电以及局部起源的痫性活动。磁共振成像(MRI)示左颞叶轻微皮质结构异常,海马硬化可能性大,与癫痫病灶相符。

【诊断】

药物难治性癫痫(左侧颞叶起源)。

治疗经过及随访

患者于 2020 年 11 月 2 日行左侧前颞叶切除手术。手术过程顺利,患者术后恢复良好,未再出现癫痫发作。将抗癫痫发作药物治疗方案调整为"左乙拉西坦 500mg,每天 2 次"后妊娠。整个妊娠期在神经科和妇产科的密切监护下进行。定期进行脑电图检查和妊娠期超声波监测。妊娠期间未出现任何癫痫发作,胎儿生长发育正常。患者于 2023 年 10 月 12 日自然分娩一名男婴,出生体重 3 230g,Apgar 评分 10 分,新生儿外观未见明显异常。定期于儿科进行儿童保健,目前发育正常,产后患者定期于神经内科随访,至今未有癫痫复发。

在这个案例中,作为一名长期受难治性癫痫影响的女性,外科手术为她提供了一条改善生活质量并实现生育愿望的可能路径。

首先,癫痫外科手术的成功率和安全性是关键考量因素。多项研究表明,对于药物难治性癫痫患者,手术治疗能够有效减少甚至停止癫痫发作。一项针对前颞叶癫痫手术的系统评价发现,大约60%～70%的患者在手术后达到了无发作状态。这种显著的改善对于妊娠期间管理癫痫至关重要,因为发作的减少可以减轻对母亲和胎儿的潜在风险。

其次,妊娠期间癫痫的管理对母婴健康至关重要。癫痫发作不仅可能对孕妇本人造成伤害,也可能影响胎儿的健康。此外,某些抗癫痫发作药物对胎儿有潜在的不良影响。研究表明,经癫痫手术治疗的女性在妊娠期间发作风险显著降低,妊娠结局与普通人群相似。表明通过手术减少药物依赖,可以在妊娠期间为患者提供更安全的环境。

此外,癫痫手术后的妊娠安全性也得到了其他研究的支持。有研究显示,经历癫痫手术的女性在妊娠和分娩过程中的整体健康状况与未经手术的妇女相似,且妊娠结局普遍良好。这进一步提示了手术作为一种有效的癫痫管理手段对于希望妊娠的女性的重要性。

在上述的病例中,手术不仅可能改善患者的生活质量,还为其妊娠和生育计划提供了更安全的条件。手术提供了一种有效的治疗选择,通过减少癫痫发作和降低对可能影响胎儿的抗癫痫发作药物的依赖,使其能够在医师的监督下安全地妊娠并顺利分娩。癫痫外科手术在提高生活质量、控制癫痫发作以及为妊娠提供安全保障方面发挥着重要作用。对于像这样的药物难治性癫痫患者来说，这是一种值得考虑的治疗选择。

临床诊疗要点

1. 对于某些药物难治性癫痫患者，癫痫外科手术不仅能显著减少或停止癫痫发作，还可以减轻药物副作用，改善生活质量。
2. 通过手术减少发作频率和药物依赖，为部分癫痫女性妊娠提供了更安全的环境。

人文关怀

　　对癫痫女性来说，医师的理解、同情和支持远不止是治疗手段的一部分，也是帮助她面对生活中的困难、减轻心理负担、提升生活质量的关键。这种人文关怀体现在对她个人感受的深刻理解、对她生育愿望的尊重以及在治疗过程中的全人照护。通过这种关怀，医师不仅治疗了一种疾病，更是在帮助一个个体实现更加健康、充实的生活。

（朱曦）

参考文献

1　DARMAWAN K F, PANELLI D M. Contemporary management of epilepsy in pregnancy[J]. Curr Opin Obstet and Gynecol, 2023, 35(2):87-93.

2　KHOO A, DE TISI J, FOONG J, et al. Long-term seizure, psychiatric and socioeconomic outcomes after frontal lobe epilepsy surgery[J]. Epilepsy Res, 2022, 186:106998.

3　KANDRAJU S S, JOSE M, SALINI R A, et al. Women with drug-resistant epilepsy: Surgery or pregnancy first?[J]. Epilepsia, 2020, 61(8):1758-1763.

女性癫痫

共患病篇

病例 24

共患偏头痛的癫痫女性

病史摘要

患者女性，33 岁，因"发作性意识不清、四肢抽搐 3 年余"就诊。

【现病史】

患者 3 年余前取快递途中打电话时突然情绪非常激动，继而倒地抽搐、舌咬伤，呼之不应，约 1 ~ 2 分钟后抽搐停止，约 10 分钟后神志逐渐清楚，醒后不能回忆发作过程。但出现四肢酸痛、头痛、呕吐，持续数小时后缓解，由"120"送至当地医院，经对症处理后好转，出院后未服用抗癫痫发作药物。后症状再次出现，于当地医院行相关检查后诊断为"癫痫"，予"左乙拉西坦 500mg，每天 2 次"治疗，每年发作 2 ~ 3 次，1 天前再次出现类似发作，持续时间与之前类似，为进一步诊治，遂入我院。患者患病以来精神、食欲、睡眠可，大小便正常，体重无明显变化。

【既往史】

"晕厥"病史 15 年，反复突发意识模糊，面色苍白，改变体位时出现，持续数秒后自行缓解。每年发作 2 ~ 3 次，既往行头颈部计算机体层血管成像（CTA）扫描、心脏彩色多普勒超声、动态心电图、动态血压等检查均未见明显异常。"头痛"病史数年，颞部搏动性疼痛，多为左侧，有时为右侧，头痛伴畏光，每次持续 0.5 ~ 2 天，每月发作 3 ~ 4 次。气候改变、经期前后、疲劳、精神紧张后加重,既往服用"止痛药"或卧床休息后症状稍缓解,近半年发作频繁,服用佐米曲普坦、利扎曲普坦等药物后效果不佳。

【家族史】

母亲有类似"头痛"病史。

【神经系统查体】

神志清楚,言语清晰流利,时间、空间、人物定向力正常,计算力正常,脑神经检查正常,四肢肌力、肌张力正常,病理反射阴性,脑膜刺激征阴性。

【辅助检查】

视频脑电图见枕区优势节律 8 ~ 10Hz,双侧对称,调节调幅良好,睁闭眼诱发实验正常,闪光刺激未诱发异常放电,过度换气未见异常,未监测到发作,间歇期可见:醒睡各期可见以低 - 高波幅中等量左前中下颞、右侧前中下颞为主独立尖波、棘慢复合波散发、阵发,可波及前额或广泛(图 24-1)。头颅 MRI 可见右侧颞区 T_2 高信号,T_1 未见异常信号,考虑脱髓鞘改变(图 24-2)。腰穿检查:

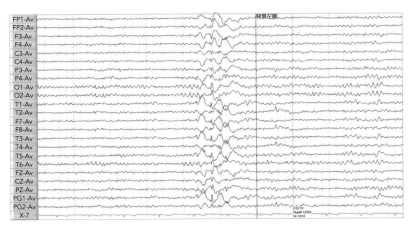

图 24-1　患者视频脑电图

压力 120mmHg,脑脊液常规、生化未见明显异常。免疫系统检查:
抗核抗体(ANA)、抗中性粒细胞胞质抗体(ANCA)、免疫全套、甲
状腺功能检查均阴性。心脏彩色多普勒超声、动态心电图均未见
明显异常。右心超声造影示:Valsava 动作后可见极大量微泡信号
出现,呈雨帘状,提示左向右分流。

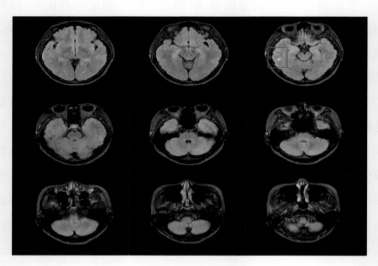

图 24-2 **患者头颅 MRI**

【诊断】

癫痫(起源不明,强直阵挛发作);偏头痛;晕厥;卵圆孔未闭;
右颞叶结节:脱髓鞘病变可能。

诊治经过及随访

患者因偏头痛发作频繁,药物治疗效果不好,故进行了卵圆孔

未闭（PFO）封堵术，术后患者头痛发作频率减少为每年 1 ~ 2 次，头痛程度较前减轻。未再出现晕厥。同时癫痫发作减少，出院后继续服用"左乙拉西坦 500mg，每天 2 次"，目前随访 1 年未出现癫痫发作。

讨论

该患者为青年女性，疾病具有发作性、短暂性、刻板性，运动中起病。既往有偏头痛及晕厥病史，同时有偏头痛家族史，神经系统检查无特殊，视频脑电图提示间歇期中等量双侧颞区放电，头颅磁共振平扫及增强扫描、脑脊液检查、血液免疫检查排除结构性、感染、免疫等病变，发泡实验提示卵圆孔未闭（PFO），诊断癫痫共患偏头痛，同时存在晕厥、卵圆孔未闭，右颞叶结节暂未发现其意义。

偏头痛是育龄期癫痫女性患者常见的共患病之一，可以在痫性发作之前、同期或者发作后 3 天内发作，二者之间具有共同的神经电生理基础和神经递质基础。目前认为扩散性抑制可能是二者共同的神经电生理基础。但二者具体发病机制仍不清楚。国内一项临床研究发现偏头痛、癫痫和晕厥患者 PFO 阳性率均高于正常人群，三者之间可能的共同病理生理基础是 PFO。在普通人群中，PFO 患病率约 25%，在偏头痛患者中，PFO 患病率约 50%，在癫痫患者中约 40%，在晕厥患者中约 35%。表明 PFO 可能参与了偏头痛、癫痫、晕厥的发病机制。研究表明先天性心脏病和大脑区域的病理变化之间有着明确的关系。可能与缺氧和氧化应激相关。此外，PFO 患者血流动力学的改变可能与血小板超敏反应有关，这可能导致 5-HT 水平和凝血酶原潜能异常。PFO 还可能与左向右分流引起的反常栓塞有关,但具体机制有待进一步探索。

本例患者因偏头痛发作频率较高,药物治疗效果不佳,故进行了 PFO 封堵术,术后头痛症状明显减轻。出乎意料的是癫痫发作频率和严重程度均有改善,并且未再出现晕厥。表明 PFO 封堵术或许可以尝试用于癫痫共患偏头痛的患者。

偏头痛的疼痛严重程度多为中 - 重度,而部分偏头痛患者在妊娠期反复出现偏头痛发作,因考虑到药物对胎儿的潜在影响不敢服用治疗偏头痛的药物。目前证据表明偏头痛患者共患 PFO 时进行封堵术可减轻头痛发作频率和程度,对于共患偏头痛的癫痫患者,或反复发作的偏头痛育龄期女性进行卵圆孔未闭的筛查,对指针明确的病人在妊娠前进行卵圆孔未闭(PFO)封堵术或许能够减轻其妊娠期偏头痛和癫痫发作频率,减少妊娠期用药对胎儿的影响,并提高患者妊娠期生活治疗。

临床诊疗要点

1. 癫痫患者出现偏头痛的概率较普通人群高,偏头痛可出现于癫痫发作前、癫痫发作中和癫痫发作后。
2. 癫痫、偏头痛和晕厥的患者中 PFO 发生率均高于正常人群,说明 PFO 可能是三种疾病的共同致病基础。
3. 目前大量证据表明 PFO 封堵术有助于减轻偏头痛症状,但该手术对癫痫的治疗效果有待进一步验证。

(林婉挥 黄华品)

参考文献

1　BAUER P R, TOLNER E A, KEEZER M R, et al. Headache in people with epilepsy[J]. Nat Rev Neurol, 2021, 17(9):529-544.

2　徐扬舟 , 李亚萍 , 阳衡 , 等 . 神经系统发作性疾病与卵圆孔未闭关系的临床研究 [J]. 中国全科医学 , 2022, 25(24):3018-3021.

病例 25

共患睡眠障碍的癫痫女性

病史摘要

女性,36 岁,因"发作性四肢抽搐 10 年余,再发 5 天"就诊。

【现病史】

患者 10 年余前无明显诱因出现发作性意识丧失伴四肢抽搐,表现为意识丧失、呼之不应、口吐白沫、牙关紧闭、四肢强直抽搐,抽搐持续约 2 ～ 3 分钟后自行缓解。发作过后意识模糊,约半小时后清醒,醒后感全身酸痛、乏力。发作前患者有时听到周围人唱歌。平均每月发作 1 ～ 2 次,白天及夜间均有发作,夜间发作次数较多,患者未重视,未诊治。入院 20 余天前患者白天干活时无明显诱因听到周围人唱歌,继而出现意识丧失伴四肢强直抽搐,性质及持续时间同前,仍未引起患者重视,未及时就医。5 天前凌晨 3 点左右患者在睡眠中再次出现上述发作,性质及持续时间同前,醒后患者感全身乏力,无头痛、恶心、呕吐、肢体无力、大小便失禁等。现患者为进一步诊治遂至我院就诊。患者患病以来精神差,饮食正常,睡眠差,大小便正常,体重无明显变化。

【既往史】

既往长期入睡困难,易醒、醒后难以再次入睡,每晚睡眠时间约 4 ～ 5 小时,睡眠浅、多梦,白天易打盹。有"高血压"病史 15 年,最高血压 155/105mmHg,长期服用"厄贝沙坦 75mg,每天 1 次;苯磺酸氨氯地平 5mg,每天 1 次"降压治疗,血压控制在(130+/80+)mmHg。"高脂血症"病史 10 年余,长期服用"阿托伐他汀钙片 10mg,每晚 1 次"降脂治疗。否认"糖尿病"病史,否认"冠心病",否认既往"伤寒、结核、肝炎"等传染病病史,否认外伤、输血、手术史,否认过敏史,有预防接种史(具体不详)。

【出生史】

否认高热惊厥史,否认长期外地居住史,否认疫区居留史,否认特殊化学品及放射线接触史,否认头部外伤史,否认感染性脑病病史,否认脑血管疾病史,否认家族相关遗传病病史。

【个人史及家族史】

无特殊,无吸烟饮酒,无不良生活习惯。家族中无其他成员存在类似疾病。

【月经及婚育史】

月经初潮 13 岁,周期 28 天,经期 5 天,末次月经 2023 年 12 月 2 日。经量一般,颜色正常,无痛经,经期规则,无血块,白带量中。已婚,结婚年龄 34 岁,育有 1 女,配偶健康状况良好。

【神经系统查体】

未见明显异常。

【辅助检查】

头颅磁共振平扫示左侧颞叶外侧可见局灶性皮质发育不良(图 25-1)。长程视频脑电图示清醒安静闭目时未见枕区优势节律,全图弥漫性多量低波幅 14 ~ 20Hz β 活动,睡眠周期大致正常,发作间期放电小结:睡眠期左侧前、中颞区少量散发中 - 高波幅棘慢波 / 尖漫波。在 14 小时的脑电监测过程中,患者没有临床发作(图 25-2)。匹兹堡睡眠质量指数 13 分。Epworth 嗜睡量表 12 分。睡眠呼吸监测示符合轻度阻塞性睡眠呼吸暂停的表现(以低通气为主)。腰椎穿刺:压力180mmH₂O。脑脊液常规:细胞总数为$3×10^6$/L,白细胞计数为$3×10^6$/L(有核细胞少,未分类);脑脊液生化:腺苷脱氨酶为0,氯为133.6mmol/L,葡萄糖为4.00mmol/L(同期血糖为5.36mmol/L),脑脊液蛋白为270mg/L;脑脊液及血清自身免疫性脑炎抗体20项均为阴性。血常规及生化未见明显异常。

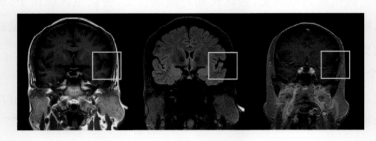

图 25-1　患者头颅 MRI

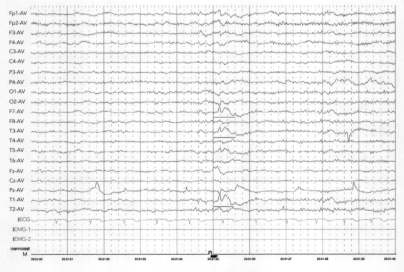

图 25-2　患者脑电图

【诊断】

癫痫（局灶起源，局灶性进展为双侧强直阵挛发作）；睡眠障碍；轻度阻塞性睡眠呼吸暂停。

讨论

该患者为癫痫女性，既往癫痫诊断明确。患者发作类型为局灶性进展为双侧强直阵挛发作，符合颞叶外侧癫痫的特征，脑电图检查提示发作间期左侧前、中颞区少量散发中 - 高波幅棘慢波 / 尖慢波发放。头颅 MRI 检查发现左侧颞叶外侧可见局灶性皮质发育不良。因此，患者临床特征、脑电图及影像学特征提示患者病灶位于左侧颞叶外侧，性质为皮质发育不良。此外，患者同时伴有睡眠障碍及轻度睡眠呼吸暂停。

睡眠障碍是癫痫患者最常见的共患病之一。24% ~ 55% 的癫痫患者有睡眠障碍，是普通人群的 2 ~ 3 倍。癫痫与睡眠障碍的影响是相互的，癫痫可破坏睡眠和昼夜作息 - 活动节律，导致睡眠中断和碎片化，破坏正常的睡眠结构，使非快速眼动期 N2 期延长、快速眼动期减少、快速眼动期睡眠潜伏期延长、总睡眠时间减少、觉醒次数增加以及睡眠效率降低。反过来，睡眠障碍可降低患者的癫痫发作阈值，导致癫痫发作频率增加，形成一个恶性循环。与男性癫痫患者相比，女性癫痫患者由于自身激素水平的变化，以及来自生活、工作等各方面的压力、生理心理的特殊性等原因，共患病的发生率更高。

临床工作中，在正规抗癫痫治疗的同时，应兼顾患者睡眠障碍的情况，双管齐下才能更好地提高患者的生活质量。有些抗癫痫发作药物（如加巴喷丁和普瑞巴林）可在一定程度上改善睡眠。对于睡眠启动和维持困难的患者可采用苯二氮䓬类药物（如地西泮、氯硝西泮、劳拉西泮、阿普唑仑、艾司唑仑、咪达唑仑等），这类药物同时具有抗癫痫作用。但长期使用这类药物可能会导致依赖和滥用，并可能会破坏睡眠结构。唑吡坦和佐匹克隆是非苯二氮䓬类药物，其效果更快、更显著，但应注意可能会出现遗尿、梦游、眩晕、药物滥用和戒断反应等副作用。如果失眠与抑郁症状相关，则可选用抗抑郁药，如曲唑酮。避免选用三环类、四环类及多巴胺再摄取抑制剂（NDRI）类抗抑郁药物。艾司西酞普兰治疗期间约有36%的患者会出现失眠，尤其是在治疗的前 3 ~ 4 周。

对于不宁腿综合征患者，需筛查铁代谢，如果患者缺铁可适当补铁，并采用普拉克索、加巴喷丁和普瑞巴林等药物。对于快速眼动睡眠障碍患者，可采用氯硝西泮和褪黑素。此外，既往研究表明约26%的癫痫患者存在中度至重度阻塞性睡眠呼吸暂停，如患有睡眠呼吸暂停综合征，则可采用非药物治疗如持续气道正压通气（CPAP）治疗。

临床诊疗要点

1. 24% ~ 55% 的癫痫患者有睡眠障碍，是普通人群的 2 ~ 3 倍。
2. 女性癫痫患者由于生活、工作等各方面的压力、生理心理的特殊性等原因，共患病的发生率更高。
3. 有些抗癫痫发作药物（如加巴喷丁和普瑞巴林）可在一定程度上改善睡眠。
4. 对于睡眠启动和维持困难的患者可采用苯二氮䓬类药

物、唑吡坦和佐匹克隆，如果失眠与抑郁相关，则可选用抗抑郁药。

人文关怀

癫痫患者出现睡眠障碍的概率较普通人群高，癫痫女性受到来自各方面的压力及心理生理的特殊性，出现睡眠障碍的风险更高。对于共患睡眠障碍的癫痫女性，应综合治疗，兼顾药物、心理治疗以及来自家庭和社会的关心，才能更好地改善睡眠，更好地控制癫痫。

（李云　褚宇豪）

参考文献

1　GRIGG-DAMBERGER M, FOLDVARY-SCHAEFER N. Bidirectional relationships of sleep and epilepsy in adults with epilepsy[J]. Epilepsy Behav, 2021, 116:107735.

2　MAGANTI R K, JONES M V. Untangling a web: Basic mechanisms of the complex interactions between sleep, circadian rhythms, and epilepsy[J]. Epilepsy Curr, 2021, 21(2):105-110.

3　孙萌，丁瑶，丁美萍. 癫痫患者睡眠障碍及其影响因素研究 [J]. 癫痫杂志，2019, 5(1):11-15.

病例 26
共患焦虑抑郁状态的癫痫女性

病史摘要

女性,20 岁,大学生,主诉"反复发作性意识丧失伴肢体抽搐 2 年,情绪不佳 1 年"就诊。

【现病史】

入院 2 年前患者无明显诱因突发意识丧失、呼之不应、双眼上翻、口吐白沫、四肢强直抽搐,无大小便失禁、舌咬伤,抽搐持续约 2 分钟后停止,约半小时后意识逐渐恢复。醒来后对发作当时情况无记忆,随后被送至当地市人民医院就诊,脑电图和头颅 MRI 检查未见明显异常,诊断为"癫痫",经治疗出院(具体治疗不详,住院期间未再发作)。出院后长期口服"奥卡西平 600mg, 每天 2 次",每年发作 2 ~ 3 次。入院 1 年半前患者上课时再次出现肢体抽搐,性质同前,持续时间约 1 分钟。在送至医院的过程中再次出现发作,家属诉症状持续约 20 分钟无缓解,于当地市医院诊断"癫痫持续状态",经治疗后未再出现癫痫发作。出院后调整治疗方案为"奥卡西平 600mg, 每天 2 次;拉莫三嗪 50mg, 每天 2 次",未再出现抽搐。入院 1 年前患者反复出现发作性呼吸困难、不自主做吞咽动作,发作时神志清醒,每次持续数秒钟至 1 分钟,发作后自觉头痛。并出现情绪低落、失眠,有时有烦躁、胸闷、心悸、头昏、腹胀,经常莫名担心、害怕,学习成绩较前下降,无畏寒、发热、胡言乱语、腹痛、腹泻,无自残、自伤等,为进一步治疗,遂于我院就诊。患者自患病以来情绪不佳,饮食量较前减少,夜间失眠,表现为入睡困难及早醒,大小便正常,近半年体重下降约3kg。

【既往史】

既往体健,否认高血压病史、糖尿病、冠心病病史;否认既往伤寒、结核、肝炎等传染病病史;无外伤、输血史;有手术史,1年前于外院行"蝶窦囊肿手术"(具体不详);否认过敏史,按计划进行预防接种。

【出生史、个人史、家族史】

均无特殊,否认出生时缺血缺氧,无高热惊厥史,无头部外伤史,无脑血管疾病史,否认家族遗传病病史。

【月经及生育史】

月经初潮13岁,周期30天,经期5天,经量中等,否认痛经,未婚未育。

【神经系统查体】

未见明显异常,简易智力状态检查量表(MMSE)30分;蒙特利尔认知评估量表(MoCA)28分;汉密尔顿抑郁量表(HAMD-17)18分;汉密尔顿抑郁量表(HAMA-14)12分。

【辅助检查】

长程视频脑电图示清醒安静状态下双侧枕区可见波幅8~10Hz的α节律,枕区占优势,调节调幅正常。在14小时的脑电监测过程中,患者没有临床事件发作。清醒期可见右侧颞区中波幅棘慢波/尖慢波少量散发(图26-1),睡眠期见右侧额颞区中波幅棘慢波/尖慢波少量散发(图26-2)。血药浓度:拉莫三嗪4.09μg/ml(参考区间3~14μg/ml),奥卡西平:12.37μg/ml(参考区

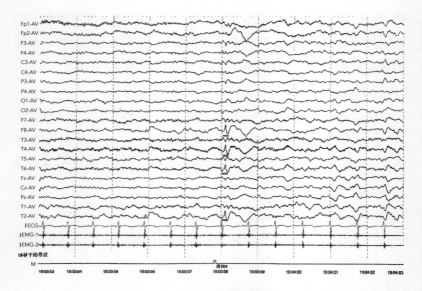

图 26-1　患者清醒期脑电图

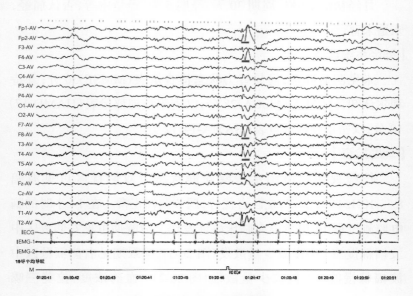

图 26-2　患者睡眠期脑电图

间 10.00 ～ 35.00μg/ml）。自身免疫性脑炎抗体 24 项（脑脊液和血清）均为阴性。头颅 MRI：①脑实质 MRI 平扫未见明显异常；②蝶窦右侧至右侧颅底肌间隙（翼内、外肌旁）囊实性灶，性质待定；③所示双侧上颌窦黏膜下囊肿；④鼻咽顶后壁增厚。

【诊断】

癫痫（局灶起源，局灶进展为双侧强直阵挛发作）；焦虑抑郁状态。

诊治经过及随访

将抗癫痫方案调整为"奥卡西平 600mg，每天 2 次；拉莫三嗪 100mg，每天 2 次"，考虑到患者为青年学生，学习等压力较大，与患者积极沟通、加强人文关怀，同时患者定期于心理咨询门诊进行心理咨询治疗。患者出院半年后于门诊随访时 HAMD-17 评分为 8 分，HAMA-14 评分为 5 分，焦虑抑郁症状较前明显改善，且发作性呼吸困难、吞咽动作发作较前明显减少。

讨论

患者为青年女性，慢性病程，发作性症状，主诉为"反复发作性意识丧失伴肢体抽搐 2 年，情绪不佳 1 年"。患者既往癫痫诊断明确，经治疗后症状稳定。但近 1 年来反复出现发作性呼吸困难、发作性不自主吞咽动作，并出现反复烦躁、失眠、胸闷、心悸、头昏、腹胀，时有担心、害怕，学习成绩较前下降，考虑患者伴有焦虑抑郁状态。

癫痫患者常伴有情绪障碍相关疾病,如抑郁、焦虑、孤独症等,癫痫共病抑郁的患病率是非癫痫人群的 3 倍,难治性癫痫患者伴重度抑郁的概率高达 20% ~ 60%。而癫痫患者中,女性共患抑郁的概率为男性的 4.27 倍。表明与男性癫痫患者相比,女性癫痫患者承受更大的心理压力。而育龄期女性癫痫患者作为一类特殊群体,还有着生育的需求,承受更大的心理压力。癫痫患者共患焦虑和抑郁可能由多方面的因素叠加所致。例如,癫痫反复发作对职业的影响,癫痫发作的频率、用药数量、用药种类,以及羞耻感等都会加重焦虑症状。然而,目前对癫痫共患焦虑和抑郁的治疗及管理仍然未得到足够重视,如何安全有效地治疗其焦虑和抑郁症状仍然是一个待解决的问题。

癫痫发作可能引发焦虑症状,而反过来,焦虑可能引发癫痫发作。及早发现并进行实时干预非常重要。对于女性患者,重度抑郁仍然是癫痫患者自杀的重要危险因素。因此对于癫痫患者无论是初诊还是复诊都需要进行心理评估,尤其是女性患者需要更多的关注这些情绪障碍问题,并及时寻求心理专科医师的帮助,加强规范化管理。在选用抗癫痫发作药物时可根据患者情绪和心理特征,当患者焦虑症状明显时可选用有一定抗焦虑作用的药物,如苯二氮䓬类、丙戊酸类、普瑞巴林、加巴喷丁等药物,另外还可以选用具有一定情绪稳定作用的药物,如卡马西平、奥卡西平、拉莫三嗪、丙戊酸钠等药物。此外需要注意的是,当患者焦虑并出现脾气暴躁时,使用左乙拉西坦和吡仑帕奈等药物时需要特别注意。

值得注意的是,当患者焦虑或抑郁症状明显时,需要于心理卫生中心或精神科进行治疗。癫痫患者可选用 5- 羟色胺再摄取抑制剂(SSRI)(如氟西汀、帕罗西汀、氟伏沙明、西酞普兰、舍曲林)

和 5- 羟色胺去甲肾上腺素再摄取抑制剂（SNRI）（如文拉法辛、度洛西汀），需要注意电解质紊乱，筛查是否出现低钠血症。因三环类及四环类抗抑郁药（如阿米替林、多塞平、氯米帕明、丙米嗪、马普替林、米安色林）和去甲肾上腺素与多巴胺再摄取抑制剂（NDRI）（如安非他酮）可降低癫痫发作阈值，因此癫痫患者应避免选用。对于育龄期癫痫女性，还需考虑到抗抑郁药物对生殖内分泌及后代的影响。此外，还可结合认知行为疗法对患者进行综合治疗。

临床诊疗要点

1. 癫痫患者出现焦虑的概率较普通人群高，癫痫女性出现焦虑抑郁症状的概率较男性高。
2. 癫痫共患焦虑的患者在使用左乙拉西坦及吡仑帕奈时需谨慎。
3. 因三环类抗抑郁药及 NDRI 类抗抑郁药物可能降低癫痫发作阈值，癫痫共患抑郁的患者应谨慎使用。
4. 癫痫共患焦虑、抑郁的育龄期女性需同时考虑到抗癫痫发作药物及抗抑郁药物对生育的影响。

人文关怀

本案例为一例癫痫合并焦虑抑郁的青年女性，入院时及时进行了心理评估，充分重视患者的情绪问题，积极进行了心理干预,在治疗过程中注重人文关怀,联合心理专科医师治疗,通过切实有效地个体规范化管理,明显改善了患者的焦虑抑郁症状,体现了对患者的全面关怀。

(李云　郭旺)

参考文献

1　MULA M, KANNER A M, JETTÉ N, et al. Psychiatric comorbidities in people with epilepsy[J]. Neurol Clin Pract, 2021, 11(2):e112-e120.

2　KANNER A M, SAPORTA A S, KIM D H, et al. Mood and anxiety disorders and suicidality in patients with newly diagnosed focal epilepsy: An analysis of a complex comorbidity[J]. Neurology, 2023, 100(11):e1123-e1134.

共患多囊卵巢综合征的癫痫女性

病史摘要

女性,34 岁,主诉"反复发作性抽搐 12 年"就诊。

【现病史】

12 年前患者无明显诱因于睡眠时出现四肢抽搐、口吐白沫、舌咬伤,持续约 1 ~ 2 分钟,醒后患者无回忆,感头痛、头晕。后反复出现类似发作,每月 2 ~ 3 次,遂于当地医院就诊(具体不详),完善相关检查(具体不详)诊断"癫痫",予"奥卡西平 300mg,每天 3 次"治疗后发作减少至约每 2 ~ 3 个月 1 次。9 年前,患者出现第二种发作形式,先兆表现为似曾相识感,后意识丧失,出现双手摸索动作,有时继发全面强直阵挛发作,持续约 30 秒 ~ 2 分钟,发作后无特殊不适,每月 2 ~ 4 次,于当地医院就诊(具体不详),予"左乙拉西坦 500mg,每天 2 次"添加治疗,控制不佳,为进一步诊治就诊于我院。

【既往史、个人史、家族史】

无特殊。无吸烟、饮酒史,无不良生活习惯。家族内无癫痫病史、精神疾病史。

【月经及生育史】

月经初潮 12 岁,19 岁开始出现月经稀发,月经周期约 60 ~ 90 天,经期约 2 ~ 3 天,否认痛经病史,未婚未育。

【体格检查】

身高 161cm，体重 76kg，上唇毛发增多，面部痤疮，于当地医院就诊，神经系统查体未见明显异常。

【诊断】

药物难治性癫痫（局灶起源知觉障碍自动症发作，部分进展为双侧强直阵挛发作），多囊卵巢综合征。

诊治经过及随访

视频脑电图（VEEG）见双侧枕 - 后颞区散发尖波，左侧著。头颅磁共振未见明显异常。本次就诊完善激素、经阴道超声检查，提示血清高雄激素（T=0.863ng/ml）、卵巢多囊样改变（图 27-1），女性癫痫 MDT 团队会诊后考虑"多囊卵巢综合征"，予达英 -35（炔雌醇环丙孕酮片）治疗 6 个疗程，半年后于门诊复诊，患者月经周期恢复，癫痫发作减少为约每 2 ~ 3 个月 1 次。

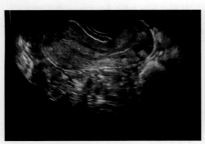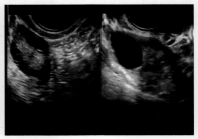

图 27-1　经阴道超声

右侧卵巢大小 3.1cm×1.8cm×2.0cm，其上查见多个（一个切面 7 ~ 8 个）卵泡，最大直径 0.7cm。左侧卵巢大小 3.2cm×1.9cm×2.1cm，其上查见多个（一个切面 5 ~ 6 个）卵泡，最大直径 0.7cm。

讨论

该患者为青年女性,在首次癫痫发作前有多囊卵巢综合征(PCOS)病史,癫痫发作频率增加与 PCOS 病情加重时间相关,加用控制 PCOS 的达英 -35 后癫痫发作与 PCOS 病情同时好转。

PCOS 是一种常见的生殖内分泌紊乱疾病,导致女性排卵异常和不孕,是癫痫女性不孕的最常见原因。几项病例对照研究确定了抗癫痫发作药物如丙戊酸钠的使用和癫痫起病年龄早是女性癫痫患者合并 PCOS 的重要风险因素。本例患者的特殊之处在于PCOS 发生于首次癫痫发作之前,Sha 等人的研究比较了癫痫发病与 PCOS 的先后关系对患者临床特征的影响,发现先发癫痫后发生 PCOS 的患者出现糖脂代谢异常的风险增加,两种类型的癫痫共患 PCOS 患者可能具有差异性的基因易感性。

陈蕾团队在临床诊疗中发现 PCOS 是癫痫耐药的独立危险因素,治疗 PCOS 不仅能提升患者生育能力,而且能有效改善癫痫耐药问题,研究报道 PCOS 可引起大脑左颞下回(ITG.L)、左枕下回(IOG.L)和右额上回(SFG.R)区域的低频振幅(ALFF)显著变化,引起大脑中负责视觉空间工作记忆、面孔处理和情景记忆的区域的活动和连接变化,且这些变化与促性腺激素释放激素(GnRH)和黄体生成素(LH)水平相关。癫痫共患 PCOS 患者的脑功能影像学研究显示癫痫和 PCOS 与默认模式网络、额叶网络等多个静息态脑网络具有交互影响作用,且这些变化与 LH 和孕酮水平相关,而这些性激素与神经免疫具有紧密的联系。孕酮下降和 / 或雄激素增加已被证实会诱发脑内异常炎症激活,进而造成神经活动紊乱。动物研究发现,孕酮下降和 / 或雄激素增加会诱发脑内异常炎症激活,进而降低神经元的兴奋阈值,诱发癫痫发作加重。

Najafi 等人报道使用甲地孕酮添加治疗月经性癫痫,80% 的患者癫痫发作频率降低;天然孕酮添加治疗对难治性癫痫的疗效和安慰剂相比无明显差别,但其对月经来潮前后癫痫成簇发作的月经性癫痫患者具有较好的疗效 (57% vs. 20%)。近期研究表明,过度使用性激素制剂(如口服避孕药)与癫痫病情加重有关,主要与激素避孕药会对某些抗癫痫发作药物的疗效产生影响有关,如可诱导肝药酶系统从而增加葡萄糖醛酸化药物代谢。联合使用拉莫三嗪和含有雌激素的激素避孕药(包括口服制剂、阴道避孕环、皮肤贴剂)时,会加快葡萄糖醛酸化过程,继而使拉莫三嗪血清浓度下降超过 50%,最终引起癫痫发作频率的增加。其次,研究报道长时间使用性激素可增强左壳核的激活并影响右半球语言区域(即右额下回和右角回)之间的功能连接。因此,在临床使用性激素疗法治疗女性癫痫患者时要及时对血药浓度进行检测,避免因血药浓度降低导致癫痫发作增加。

临床诊疗要点

1. 多囊卵巢综合征是女性癫痫患者常见的生殖内分泌并发症和不孕的最常见原因。
2. 多囊卵巢综合征可能是女性癫痫患者耐药的独立危险因素,治疗多囊卵巢综合征可能缓解癫痫病情。
3. 对育龄期女性癫痫患者常规筛查多囊卵巢综合征,包括性激素、糖脂代谢相关检查。

(陈蕾　沙雷皓)

参考文献

1　GHOUMARI A M, ABI GHANEM C, ASBELAOUI N, et al. Roles of progesterone, testosterone and their nuclear receptors in central nervous system myelination and remyelination[J]. Int J Mol Sci, 2020, 21(9):3163.

2　LAI W, LI X, ZHU H, et al. Plasma luteinizing hormone level affects the brain activity of patients with polycystic ovary syndrome[J]. Psychoneuroendocrinology, 2020, 112:104535.

3　MOORE A M, LOHR D B, LIQUE M et al. Prenatal androgen exposure alters KNDy neurons and their afferent network in a model of polycystic ovarian syndrome[J]. Endocrinology, 2021, 162(11):bqab158.

4　NAJAFI M, SADEGHI M M, MEHVARI J, et al. Progesterone therapy in women with intractable catamenial epilepsy[J]. Adv Biomed Res, 2013, 2:8.

5　SOLTANI KHABOUSHAN A, YAZDANPANAH N, REZAEI N. Neuroinflammation and proinflammatory cytokines in epileptogenesis[J]. Mol Neurobiol, 2022, 59(3):1724-1743.

6　SABERS A, BUCHHOLT J M, ULDALL P, et al. Lamotrigine plasma levels reduced by oral contraceptives[J]. Epilepsy Res, 2001, 47(1/2):151-154.

7　SHA L, WU Y, LAI W, et al. Heterogeneity in susceptibility to polycystic ovary syndrome among women with epilepsy[J]. Acta Epileptologica, 2023, 5:14.

病例 28

伴卵圆孔未闭的癫痫女性

病史摘要

患者，女性，29 岁，因"发作性抽搐 9 年"就诊。

【现病史】

患者 9 年前无明显诱因出现愣神、呆视，而后左侧口角歪斜，头眼向左偏转，呼之不应，随后出现四肢强直、抽搐，持续约 1 ~ 2 分钟后抽搐停止，不伴大小便失禁，不伴舌咬伤，约 5 分钟后意识恢复。此后多次发生类似抽搐发作，持续时间大致同前，于外院完善相关检查（具体不详）后诊断为"癫痫"，给予"奥卡西平 0.3g，每天 2 次"，仍有发作，约每月 1 ~ 3 次，将"奥卡西平"增加剂量为"0.6g，每天 2 次"后发作频率略降低，约每月 1 ~ 2 次。3 年前因再次出现癫痫发作，症状同前，于我院就诊，调整方案为"奥卡西平 0.6g，每天 2 次；左乙拉西坦 0.5g，每天 2 次"，发作频率约每年 4 ~ 6 次。

【既往史】

4 年前妊娠期间因"右侧肢体无力 3 小时"于外院就诊，行弥散加权成像（DWI）检查提示左侧丘脑高密度影，表观弥散系数（ADC）低密度影，考虑新鲜脑梗死；诊断为"脑梗死"，入院予阿替普酶溶栓、他汀类药物稳定斑块及对症治疗，出院后长期服用阿司匹林抗血小板治疗，无明显后遗症。否认既往高血压、糖尿病、心房颤动病史。

【个人史、家族史】

2 岁高热惊厥史(发热 39℃出现,未予治疗自行恢复),无头部外伤史,无脑炎病史,无脑血管疾病史,无家族相关遗传病病史。

【月经及生育史】

月经初潮 14 岁,周期 29 天,经期 6 天。妊娠 1 次,顺产 1 子,目前 3 岁,发育正常。

【神经系统查体】

神志清楚,语言流利,反应稍迟钝,余神经系统查体未见明显异常。

【辅助检查】

脑电图示发作间期脑电未见明显异常。头颅 MRI(4 年前):DWI 检查提示左侧丘脑高密度影,ADC 低密度影,提示新鲜脑梗死(图 28-1)。常规超声心动图未见明显异常(图 28-2A);右心超声造影:经左肘正中静脉注入对比剂,右心迅速显影,静息状态左心未见明显显影;再次经左肘正中静脉注入震荡生理盐水同时行 Valsalva 动作,右房室迅速显影,放松后左心随即出现大量(约 30 枚 / 帧)微泡显影;咳嗽后左心未见明显微泡影(图 28-2B)。

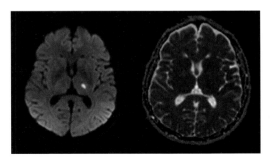

图 28-1　患者 4 年前头颅 MRI

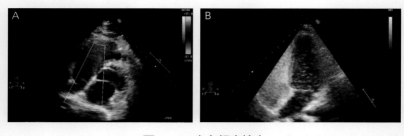

图 28-2　患者超声检查

A. 常规超声心动图；B. 右心超声造影。

【诊断】

癫痫（局灶进展为双侧强直阵挛发作），卵圆孔未闭，脑梗死后遗症期。

治疗效果及随访

患者接受经导管卵圆孔未闭封堵术治疗，抗癫痫发作药物治疗方案未进行调整。术后患者发作频率逐渐降低，约每年1～2次。

讨论

该患者既往癫痫诊断明确，但病因不明，予两种抗癫痫发作药物治疗后发作频率约每年4～6次，符合药物难治性癫痫的诊断标准。接受经导管卵圆孔未闭封堵术治疗后发作次数明显降低。

卵圆孔未闭（PFO）：卵圆孔是胎儿发育期心脏里连接左右心房的通道，来自母体的脐静脉血经由此通道从胎儿的右心腔进入左心腔，然后灌注全身，提供胎儿发育所需的氧气和营养物质，卵圆孔一般在出生后 1 年内由于左心房压力逐渐升高而闭合。若大于 3 岁仍不闭合则称 PFO。普通人群中 PFO 发生率约 20% ～ 25%，在青中年隐源性卒中人群中 PFO 比例高达 50% ～ 60%，因此当发现 PFO 时，需进行反常栓塞风险（RoPE）评分，分数越高，PFO 引起卒中的可能性越大。

PFO 如何发现？

经颅多普勒超声声学造影（cTCD）发现 PFO 的灵敏度为 68% ～ 100%，特异度为 65% ～ 100%；经胸超声心动图声学造影（cTTE）特异度为 97% ～ 100%；经食管超声心动图（TEE）可清楚观察房间隔解剖结构，是诊断 PFO 的金标准。

在过去几十年，许多研究已经发现 PFO 同多种常见的中枢神经系统疾病有关，例如隐源性卒中、伴有先兆的偏头痛、睡眠呼吸暂停综合征等，甚至见于某些少见的临床疾病，如减压病、直立性低氧血症综合征等。PFO 造成卒中以及偏头痛的机制研究也越来越多，目前广泛接受的机制是来自外周静脉的微栓子或生物活性物质避开肺循环代谢及降解，直接穿过卵圆孔进入体循环，并刺激大脑皮质，诱导皮质扩散性抑制（cortical spreading depression，CSD），随后引起卒中或偏头痛。由此可见，CSD 可能是 PFO 造成卒中和偏头痛的重要环节，早期的动物实验中发现 CSD 是癫痫发作的一个启动因素，随后在癫痫患者皮质脑电图监测中也得到证实。PFO 也可能首先通过诱导启动 CSD 发生，然后逐渐引起局部或广泛的大脑皮质神经元异常放电，最终导致癫痫这种电 - 临床综合征的发生。

癫痫患者主要通过药物治疗，但部分患者经药物治疗仍不能有效控制癫痫发作。对于育龄期癫痫女性患者，除控制癫痫发作外,还需考虑到药物对胎儿的影响。部分患者甚至因为担心药物对后代的影响,擅自停药、减药,导致癫痫复发。如果能够采用其他治疗方式辅助治疗,以减少育龄期女性癫痫妊娠期用药种类和剂量,将能够提高癫痫患者围产期安全性以及后代的健康。PFO封堵术创伤小,目前已非常成熟,个别案例表明该手术可降低癫痫患者发作频率。但其在癫痫中的应用价值仍有待进一步验证。

临床诊疗要点

1. 普通人群中 PFO 发生率约 20% ～ 25%,在青中年隐源性卒中、偏头痛、癫痫患者中比例明显增高。
2. 部分患者在经导管卵圆孔未闭封堵术治疗后,癫痫发作次数明显降低。
3. 卵圆孔未闭与癫痫的关系有待进一步探索。

（陈蕾　唐钰莎）

参考文献

1　KUMAR P, KIJIMA Y, WEST B H, et al. The connection between patent foramen ovale and migraine[J]. Neuroimaging Clin N Am, 2019, 29(2):261-270.

2　PRISTIPINO C, SIEVERT H, D'ASCENZO F, et al. European position paper on the management of patients with patent foramen ovale. General approach and left circulation thromboembolism[J]. Eur Heart J, 2019, 40(38):3182-3195.

3 DONG B, LI Y, JI S, et al. Relationship between right-to-left shunt, hypoxia, and epilepsy[J]. Epilepsia Open, 2023, 8(2):456-465.

4 TANG Y, JI S, LI H, et al. Association of patent foramen ovale with epilepsy: A hospital-based case-control study[J]. Epilepsia Open, 2023, 8(3):1075-1083.

5 DONG B, LU Y, HE S, et al. Multisite and multitimepoint proteomics reveal that patent foramen ovale closure improves migraine and epilepsy by reducing right-to-left shunt-induced hypoxia[J]. Med Comm (2020), 2023, 4(4):e334.

病例 29

因长期服用抗癫痫药影响
骨代谢的癫痫女性

病史摘要

患者女,25 岁,因"癫痫 16 年,反复腰痛 3 个月余"就诊。

【现病史】

患者 16 年前出现发作性愣神,表情呆滞,双眼凝视,持物掉落,无抽搐,持续数秒至 2 分钟,事后不能回忆,每月发作 4 ~ 5 次,否认肢体强直抽搐,否认唇舌咬伤,否认小便失禁。于当地医院行脑电图检查后确诊"癫痫",服用"丙戊酸钠 500mg,每天 2 次",服药后癫痫发作约每年 2 次。1 年前患者妊娠后于我科就诊后停用"丙戊酸钠",改为"奥卡西平 300mg,每天 2 次",癫痫发作频率增加,孕 24 周查奥卡西平代谢物血药浓度为 5.1mg/L(有效浓度范围 7.5 ~ 20mg/L),最终根据病情调整用药剂量为"奥卡西平 600mg,每天 2 次"。3 个月前患者自述全身疼痛,以腰背部、骶部为主,表现为持续性钝痛,翻身、起坐以及长时间行走后疼痛加重,乏力、便秘、食欲减退,未予重视治疗。1 个月前患者足月顺产 1 健康男婴,产后母乳喂养,腰背部疼痛加剧,自述乏力抱不动孩子,遂于我院就诊。

【既往史、出生史】

"慢性乙型病毒性肝炎"病史 10 余年,未口服抗病毒药物治疗。否认高热惊厥史,否认头部外伤史,否认颅内感染。出生史无特殊。

【家族史】

母亲有"糖尿病"和"骨质疏松症"病史,父亲体健,兄弟体健,否认家族相关遗传病病史。

【月经及生育史】

月经初潮 13 岁,周期 28 天,经期 4 天。妊娠 1 次,于 2023 年足月顺产健康男婴,出生史正常,无宫内缺氧,出生后母乳喂养,生长发育正常,无特殊。

【体格检查】

普通内科查体及神经系统查体均无特殊。

【辅助检查】

骨生化和骨代谢:25- 羟维生素 D_3 25ng/ml(参考范围 30 ~ 100ng/mL),碱性磷酸酶(ALP)180U/L(参考范围 40 ~ 179U/L),甲状旁腺激素(PTH)81pg/mL(参考范围 15 ~ 65pg/ml),血清钙 1.92mmol/L(参考范围 2 ~ 2.5mmol/L),磷酸盐 0.77mmol/L(参考范围 0.96 ~ 1.62mmol/L)。骨密度(BMD):T-1.8g/cm^3 提示骨量减少。甲状腺功能:游离三碘甲状腺原氨酸(FT_3)5.61pmol/L(参考范围 3.28 ~ 6.47pmol/L)、游离甲状腺素(FT_4)12.78pmol/L(参考范围 7.64 ~ 16.03pmol/L)和促甲状腺激素(TSH)1.06μIU/ml(参考范围 0.49 ~ 4.91μIU/ml)。甲状腺球蛋白抗体、甲状腺过氧化物酶抗体和促甲状腺激素受体抗体均为阴性。肝功能:总蛋白 65g/L(参考范围 65 ~ 85g/L),白蛋白 37.1g/L(参考范围 35 ~ 55g/L)。乙肝三对定量:乙肝表面抗原 > 2 500IU/ml(参考范围 ≤ 0.08IU/ml),乙型肝炎 e 抗体 > 100PEI U/ml(参考范围 0 ~ 0.4PEI U/ml),乙型肝炎核心抗体 502.88PEI U/ml(参考范围 0 ~ 0.7PEI U/ml)。脑电图示:睡眠期左侧导联可见 3 ~ 4Hz 中波幅尖慢复合波、不对称发放(图 29-1)。头颅 MRI 未见明显异常。

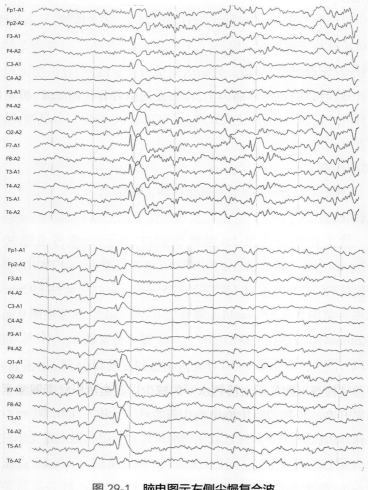

图 29-1　脑电图示左侧尖慢复合波

【诊断】

癫痫(局灶起源知觉障碍,行为终止发作),骨量减少,慢性乙型病毒性肝炎。

讨论

该患者自 9 岁开始发病,目前癫痫病程长达 16 年,长期服用丙戊酸钠。儿童期服用抗癫痫发作药物对骨代谢的影响会直接降低成年后骨密度的峰值。妊娠后调整为奥卡西平,妊娠期出现全身骨痛,并以腰背部疼痛为主,检查发现患者骨代谢异常、骨密度降低、骨量减少,考虑与抗癫痫发作药物治疗相关。丙戊酸钠和奥卡西平均会影响骨代谢且呈剂量依赖效应,妊娠期奥卡西平加量可能加重患者骨质疏松和骨痛。已有研究报道在接受丙戊酸钠治疗的成年人中,14% 的患者出现骨密度降低,23% 的患者有骨质疏松症,37% 患有骨质减少症。奥卡西平用药半年可降低血钙和血清 25- 羟维生素 D_3,增加甲状旁腺激素水平,导致骨代谢紊乱。

未使用抗癫痫药的癫痫患者髋关节骨密度每年下降 0.70%,长期服用抗癫痫发作药物会影响骨代谢、加速骨矿物质的丢失,每年骨密度下降高达 1.16%,癫痫患者骨密度随着抗癫痫发作药物治疗时间的延长而降低。当出现骨代谢异常时,轻者往往无临床症状,检查显示骨量正常并且没有明显的皮质和小梁骨的损失,但实验室检查可能显示血清钙水平的减少以及血清甲状旁腺激素的水平升高。长期使用抗癫痫发作药物治疗的癫痫患者中,约 50% 合并各类骨骼疾病。骨量减少的风险是正常人群的 1.3 ~ 3.8 倍,骨质疏松的风险为 1.7 ~ 3.8 倍,而骨折风险为 1.7 ~ 6.1 倍,骨折的风险随抗癫痫药治疗时间的延长而增加。

抗癫痫发作药物可造成骨质流失以及干扰骨矿物质代谢。抗癫痫发作药物特别是肝药酶诱导剂,如苯妥英钠、苯巴比妥、扑米酮、卡马西平和奥卡西平可能通过影响维生素 D 代谢水平以及降低其活性诱导甲状旁腺激素以及降钙素的分泌增加,使患者出现低钙血症、骨转换改变、骨代谢异常、骨密度受损等。此外,苯妥英钠还可以直接抑制机体对钙的吸收。丙戊酸钠和托吡酯等非肝药酶诱导剂对骨代谢也有影响。新型抗癫痫发作药物,如拉莫三嗪、左乙拉西坦、加巴喷丁、拉考沙胺和噻加宾等对骨骼健康的影响较小。

妊娠期母体要为胎儿生长发育提供近 30g 钙,正常孕妇肠道钙吸收能力为平时的 2 倍、肾脏对钙的重吸收增加。癫痫女性患者由于长期服用抗癫痫药影响钙吸收摄取,在妊娠期和产后更容易发生骨质疏松。本案例中的患者出现明显腰痛,骨密度检查确诊骨量减少,如果不及时补充钙和维生素,出现骨质疏松、骨折创伤的风险将大大增高。甲状腺激素与矿物质代谢关系密切,癫痫女性妊娠期甲状腺激素水平会出现明显的变化,间接影响孕妇的骨代谢。适当水平的甲状腺激素对骨骼的生长发育和重建至关重要,分泌过多或过少都会通过影响骨转化,造成代谢性骨病,导致骨密度降低,增加骨折风险,因此,甲状腺功能异常也是引起继发性骨质疏松的重要病因之一。国内外许多研究报道甲状腺功能减退症导致甲状腺激素分泌不足,影响骨代谢,导致骨转化减慢,骨矿化周期延长,最终导致骨密度降低,骨折风险加大。

抗癫痫发作药物对骨骼的损害是一个长期作用的结果,那如何减少抗癫痫发作药物对骨代谢产生的不良影响? 首先,应尽量避免同时使用多种抗癫痫发作药物,少使用与骨质流失相关的抗癫痫发作药物,尽量选用对骨骼健康影响较小的药物,如拉莫三嗪、左乙拉西坦等。其次,患者在日常饮食和生活中,适当进行钙和维生素 D 的补充,必要时加用双膦酸盐治疗。长期服用抗癫痫发作药物治疗的患者需适当增加户外活动量,并进行适当的负重锻炼,通过增加日光照射、膳食摄入和服用维生素 D 等方式补充